専門医が本気で教える

いつまでも自分で歩ける
100歳足のつくり方

痛まない！
衰えない！

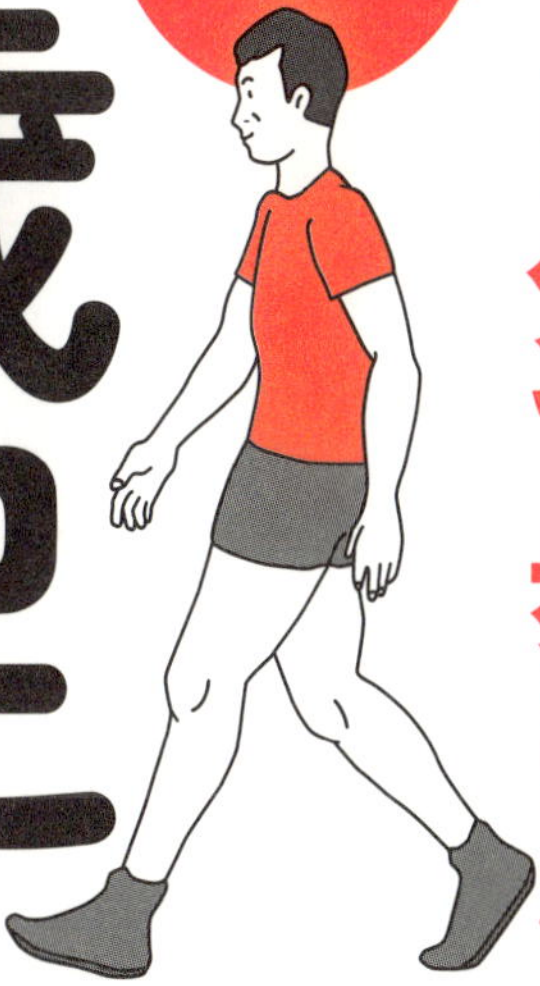

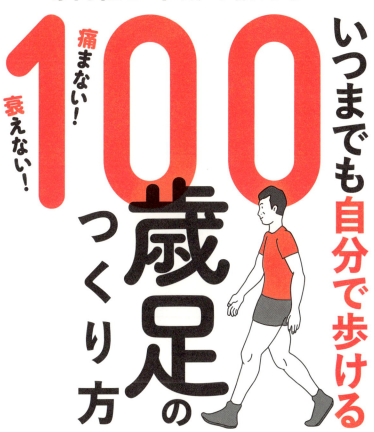

整形外科医・末梢神経外科医
萩原祐介

河出書房新社

はじめに

自分の足で歩ければ、健康寿命は延びる

原始時代、人類は歩いて大陸を移動しました。江戸時代、旅人は街道を歩きました。人間の足は、長い距離を歩いても問題ないようにできています。というよりも、頻繁に歩いて移動することを前提としていると言っても過言ではありません。

たとえば、歩くことで血流が促進されます。ふくらはぎの筋肉が伸びたり縮んだりする動きがポンプの役割を果たし、足に下がっている血液を体の上のほう、つまり心臓へと押し上げているのです。このため、ふくらはぎは「第2の心臓」と呼ばれることもあります。

歩くことで関節はスムーズな動きを保ち、全身の代謝が促され、

筋力は鍛えられます。まさに健康への好循環が生まれるのです。
逆に、同じ姿勢でじっとしていると、血流は滞り、筋肉が凝り固まって、関節は本来の動きができなくなります。

高齢者がつまずいて転んで骨折したとして、しばらくは病院に入院して安静にしなくてはなりません。しかし、身動きすることをしないと筋力が弱まり、活発さが失われ、精神的にも気力を失ってしまいます。そしてまた動かなくなり、日常生活に制限がなく過ごせる期間の平均である「健康寿命」が短くなるという悪循環にはまってしまうのです。

近年の日本人の平均寿命は男女ともに80歳を超えています。これは今後、ますます延びていくことが予想されています。日本政府も「人生100年時代」という概念を国政レベルで取り上げました。ただし、健康寿命は平均寿命よりも10歳ほど短いのが現状です。では、健康寿命を延ばすにはどうすればいいのでしょうか。

その答えは、100歳まで歩きつづけられる足腰を作ることです。「歩くと健康になり、いつまでも歩けるようになる」という好循環こそが真理なのです。

20歳のころ、「自立」といえば、親から独立して精神的にも経済的にもひとりで生きていくことでした。それから何十年もの間、いろいろな経験を積んで、助けあうこと、支えあうことのありがたさも知りました。

さらに年をとり、「老い」が迫ってくるのを実感するようになると、ふたたび「自立」の大切さを思うようになります。その意味は若いときとは少し違って、まさに字のとおり、「自分の足で立ち、自分の足で歩くこと」、つまり身体的な自立をいつまでも保つことです。自分の足で歩きつづけることこそが、健康に長生きするためにもっとも大切なのです。

最終的に私たちの体を動かすのは、病院で処方される薬でもなければ、介護ロボットでもなく、ほかならぬ私たち自身です。身の回りを再確認すると、40〜50歳くらいから小さな不具合は生じてきているはずです。

早い段階から自分自身の足腰を見つめ直し、明るく健康な未来に向けて歩きはじめましょう。

整形外科・末梢神経外科医　萩原祐介

Contents

Part 1

長生きする人は、いつまでも自分の足で歩ける

Part 2

原因解説編

どうして、人は自分の足で歩けなくなるのか？

Part 3

実践編

100歳まで自分で歩ける「足づくり」

Contents

Part 4

日常生活編

100歳まで歩くための暮らしの習慣

Contents

Part 5
ここが知りたいQ&A＋患者さん実例集

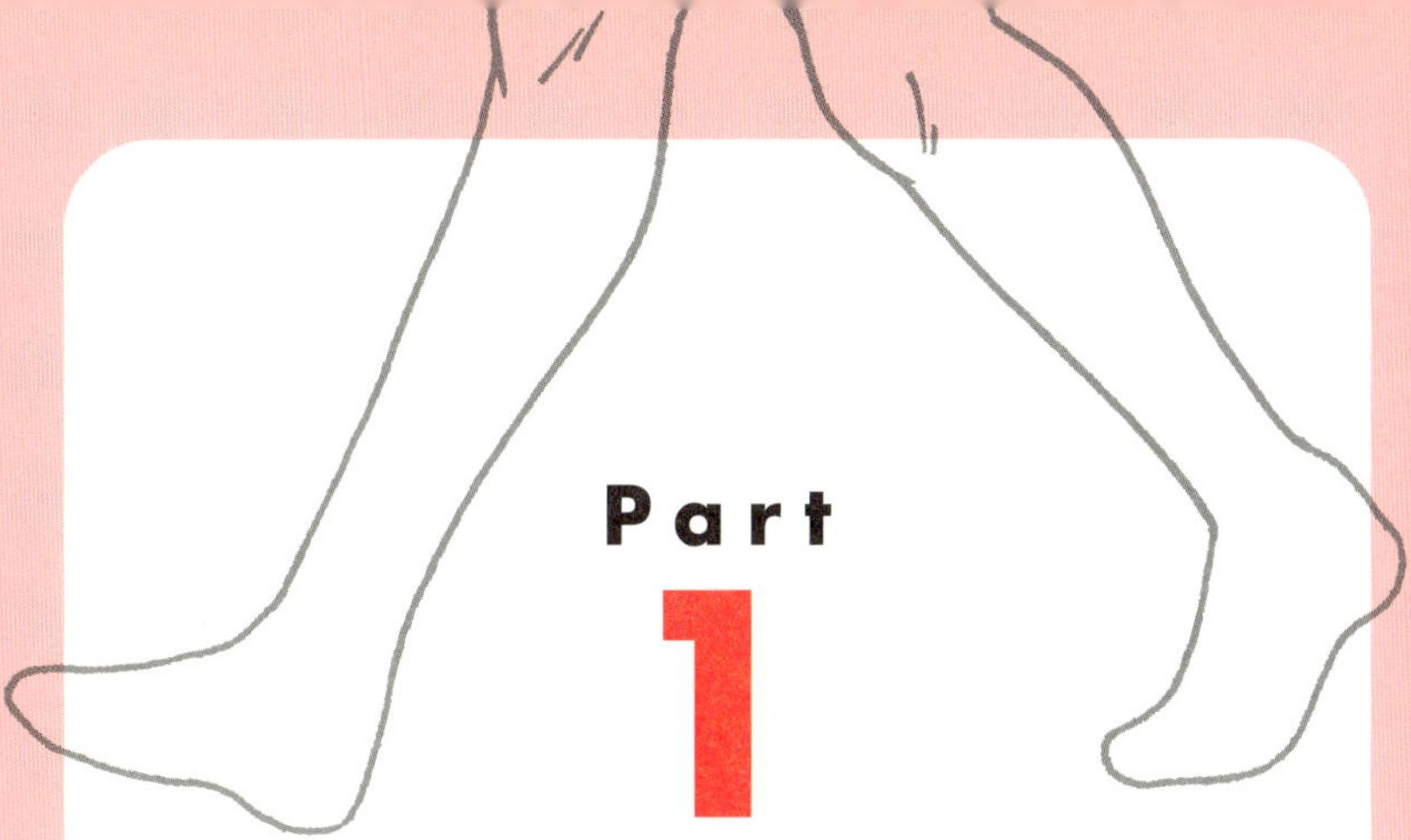

Part 1

長生きする人は、いつまでも自分の足で歩ける

01

まずは足の骨と関節、筋肉、神経の構造を知ろう

健康とはバランスがとれた状態のこと。これは、全身の肉体だけでなく精神面や社会面にも共通したキーワードです。バランスのよい足腰というのがどのようなものか、骨と関節、筋肉、神経の構造や用語とともに解説します。

まずは骨です。骨は、体を支える硬い組織で、関節が骨と骨を連結しています。骨と骨とを結びつける靭帯《じんたい》は、コラーゲンを主成分とするゴムベルトのように弾力性の強い組織で、骨の動きに制限を加えています。足関節（足首）から先を足、足関節から膝関節までを**下腿《かたい》（すね）**、膝関節から股関節までを**大腿《だいたい》（もも）**と呼びます。また、股関節から足先までの部分が**下肢《かし》**です。

下腿は、太い内側の脛骨《けいこつ》と、細い外側の腓骨《ひこつ》の2本の骨でできています。大腿は大腿骨《だいたいこつ》1本が股関節で骨盤《こつばん》に結合しています。

腰・骨盤部と下肢の骨

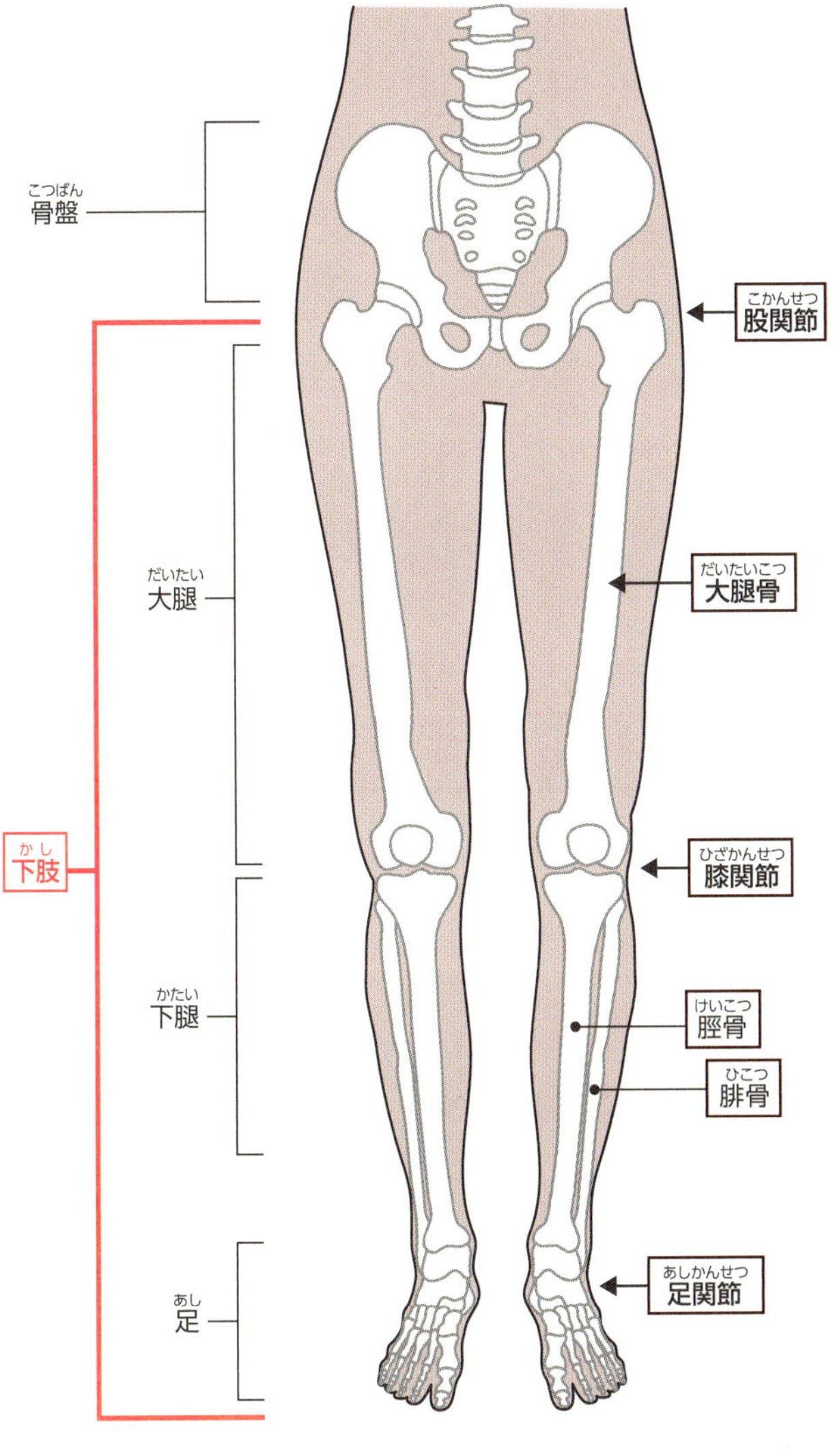
骨盤《こつばん》
下肢《かし》
大腿《だいたい》
下腿《かたい》
足《あし》
股関節《こかんせつ》
大腿骨《だいたいこつ》
膝関節《ひざかんせつ》
脛骨《けいこつ》
腓骨《ひこつ》
足関節《あしかんせつ》

骨が組みあわさって骨格を作るので、バランスのよい骨の状態は、「よい姿勢」につながります。中でも左右のバランスがとれていることがとても大事です。左右に偏りがあると無理な力がかかります。その結果、どこかの関節で調節しようとして、足首が傾いたり、骨盤が歪んだりしてしまうのです。

次に筋肉についてみていきます。筋肉は伸縮する繊維状の組織が束になったもの。この端は細長くひも状になっていて、骨に付着しています。この部分を腱《けん》といいます。

足腰にあるたくさんの筋肉は、すべて歩くためにあると言えます。とくに下腿にあるたくさんの筋肉の腱が細い足首を通って、足にある骨に付着している点に着目してください。

足の筋肉は、前にある**①伸筋《しんきん》**、後ろにある**②屈筋《くっきん》**、外側面の**③腓骨筋《ひこつきん》**に分けられます。

伸筋と屈筋は、足首と指を曲げ伸ばしします。腓骨筋は足首を外側に動かしたり、足のアーチにも関わります。屈筋で、ふくらはぎの部分にある腓腹筋《ひふくきん》とヒラメ筋《きん》は、かかとを上げて、足先で地面を蹴る動きをします。**これらの筋肉が総合して働くことで、歩行という複雑な運動ができるのです。**

試しに、下腿を手で触れながら足首を曲げ伸ばししたり、足の指で踏ん張ってみたりし

足の筋肉

①伸筋群

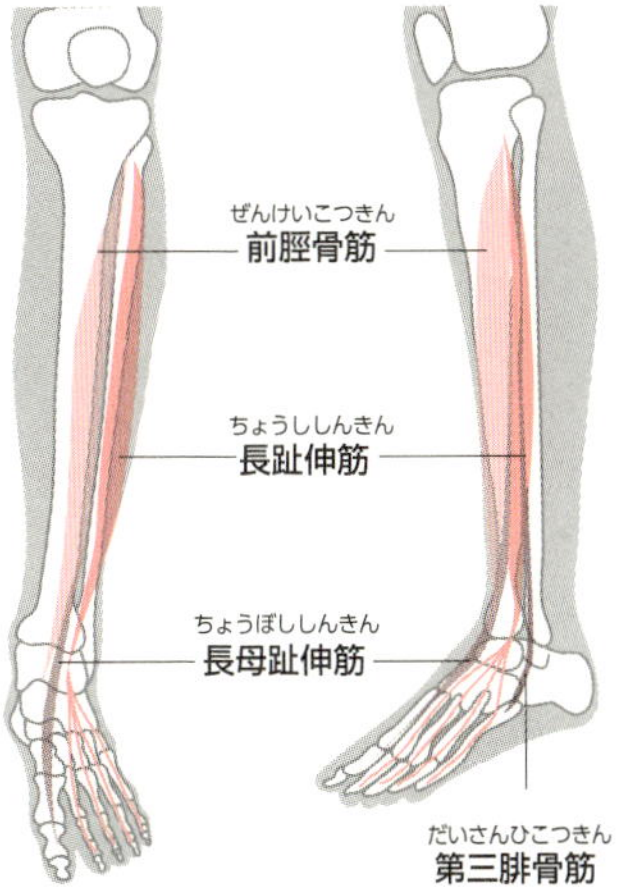

足の前側にある4つの筋肉を総称して伸筋群と呼びます。第三腓骨筋は腓骨筋群ではありません。

⚠第三腓骨筋と足底筋は、ない人もいます。

②屈筋群

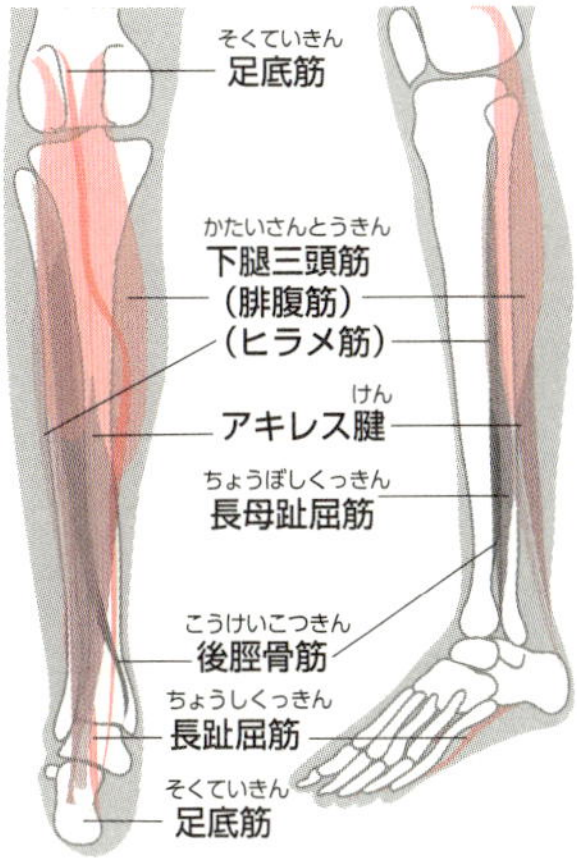

屈筋群は、足の後ろ側にある6つの筋肉を指します。下腿三頭筋は、腓腹筋とヒラメ筋をあわせた言い方です。

③腓骨筋群

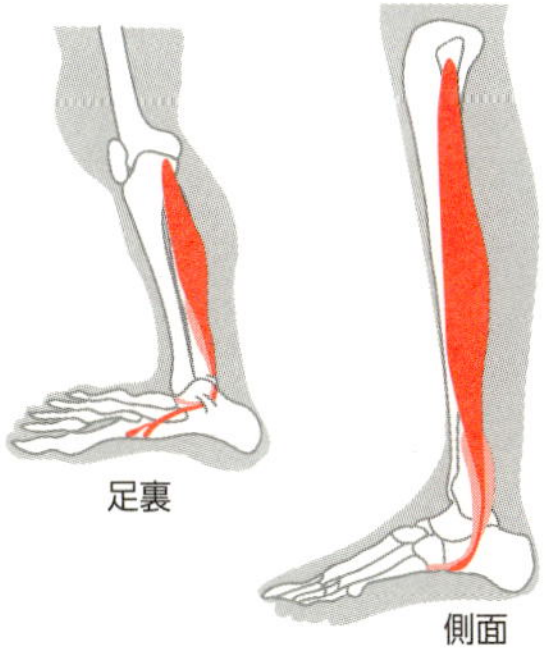

長腓骨筋《ちょうひこつきん》　短腓骨筋《たんひこつきん》

腓骨のすぐ上を短腓骨筋が走行していて、そのさらに上が、長腓骨筋です。短腓骨筋は小指の付け根のあたりに停止し、長腓骨筋は足底を通って、親指の付け根あたりに停止します。

てみましょう。下腿の筋肉が伸縮しているのを感じることができると思います。

次は神経です。神経は大きく、脳と脳から伸びる脊髄から成る中枢神経と、それら中枢神経から枝分かれした末梢神経に分けられます。

神経のネットワークは全身に張り巡らされていて、電気信号が伝わります。全身に存在する末梢神経というセンサーでキャッチした情報が、ケーブルを通じてCPUである中枢神経に送られ、そこで情報処理が行われています。

背骨の中を通る脊髄から分岐した末梢神経が、骨盤の中で坐骨神経《ざこつしんけい》という太い神経の束にまとめられています。お尻の奥深くを通って骨盤の外に出てきた坐骨神経は大腿を下りていき、膝の裏の少し上あたりで**総腓骨神経《そうひこつしんけい》**と**脛骨神経《けいこつしんけい》**に枝分かれします。そこから下へと伸びる際、さらに細かい神経へと枝分かれして下肢全体を網羅します。末梢神経それぞれに名前はありますが、**下肢の末梢神経の大半を「坐骨神経」と総称することがあります。**

のちほどくわしく説明しますが、神経がダメージを受けると痛みを感じますが、損傷した部分と、痛いと感じる部分は違うことがあります。それはケーブルが張り巡らされたような神経の構造とも関係しています。

下肢の神経

長時間座りっぱなしのデスクワークや、股関節の使いすぎの結果、梨状筋が硬くなり、その間を通る坐骨神経を圧迫してしまうことがあります。

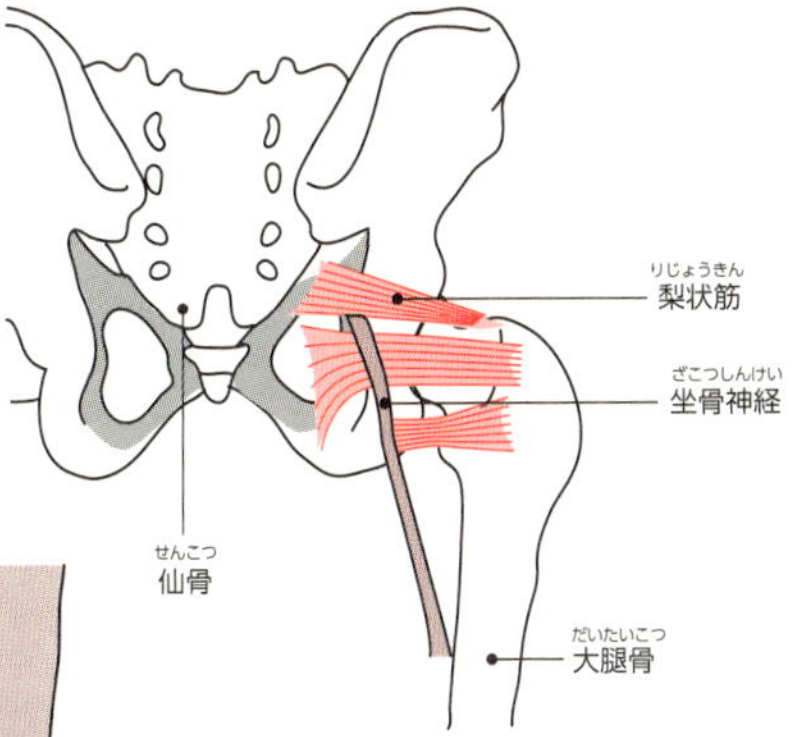
梨状筋《りじょうきん》
坐骨神経《ざこつしんけい》
仙骨《せんこつ》
大腿骨《だいたいこつ》

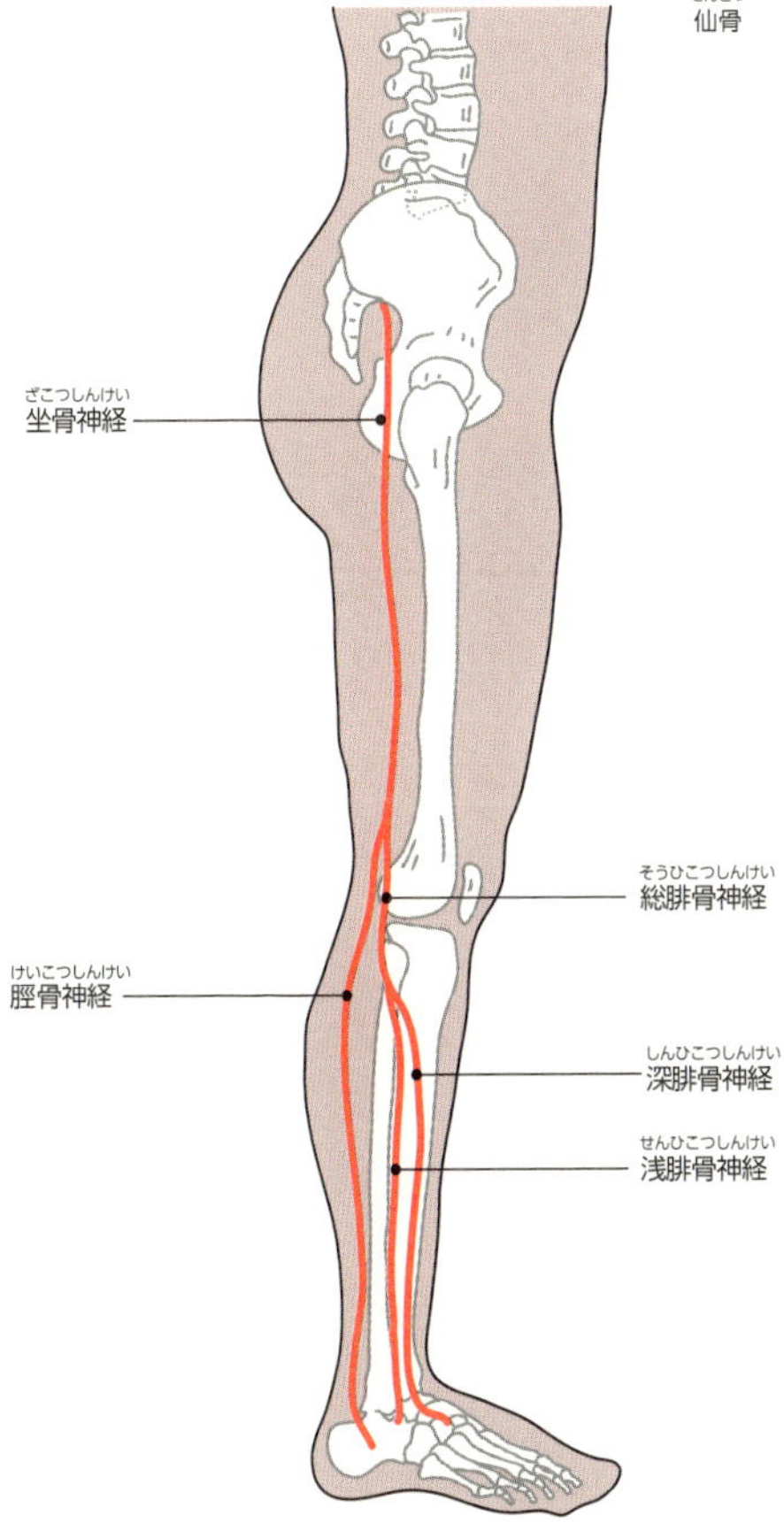
坐骨神経《ざこつしんけい》
総腓骨神経《そうひこつしんけい》
脛骨神経《けいこつしんけい》
深腓骨神経《しんひこつしんけい》
浅腓骨神経《せんひこつしんけい》

坐骨神経は大腿からふくらはぎの裏を通っており、圧迫や引っぱりがあるとお尻などとあわせてしびれが起こります。

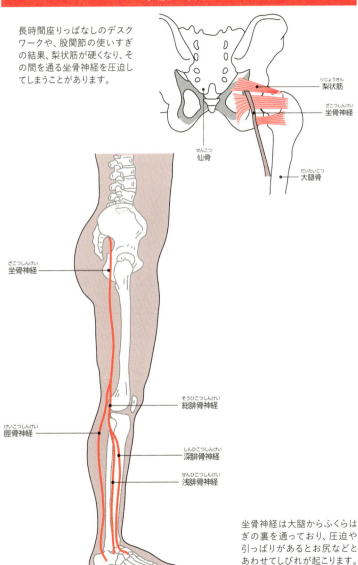

02
バランスのよい足づくりのためにセルフチェックをしてみよう

本書は、100歳まで健康に歩くための「バランスのよい足」づくりをめざします。歳を重ねてもずっと歩ける人と、そうでない人にはそれぞれに共通点があります。私は「バランスのよい足」のカギを握るのは足首であると考えています。

まずは、あなたの足首の状態を簡単なセルフチェックで確認してみましょう。とくに難しいことはありません。ただ、できないもの、わからないものがあっても気にせずに、できるものだけやってみてください。

チェックしていく際に重要になってくるのが、**「足首の傾き」**と**「足首のゆるみ」**、そして**「左右の足の違い」**です。これらがどうして大切なのかは、このあとしっかりと説明していきます。

それでは、さっそく始めましょう。

セルフチェック① 歩き方と靴底の減り

最近、つまずきやすくなったと感じていませんか？　そういう人は歩き方に問題が現れているはずです。たとえば、足のつま先の向きや靴底の減り具合などでわかります。このチェックによって、足首の傾きや足首のゆるみが見つかることがあります。これらを解消しなければ、バランスのよい足腰は作れません。

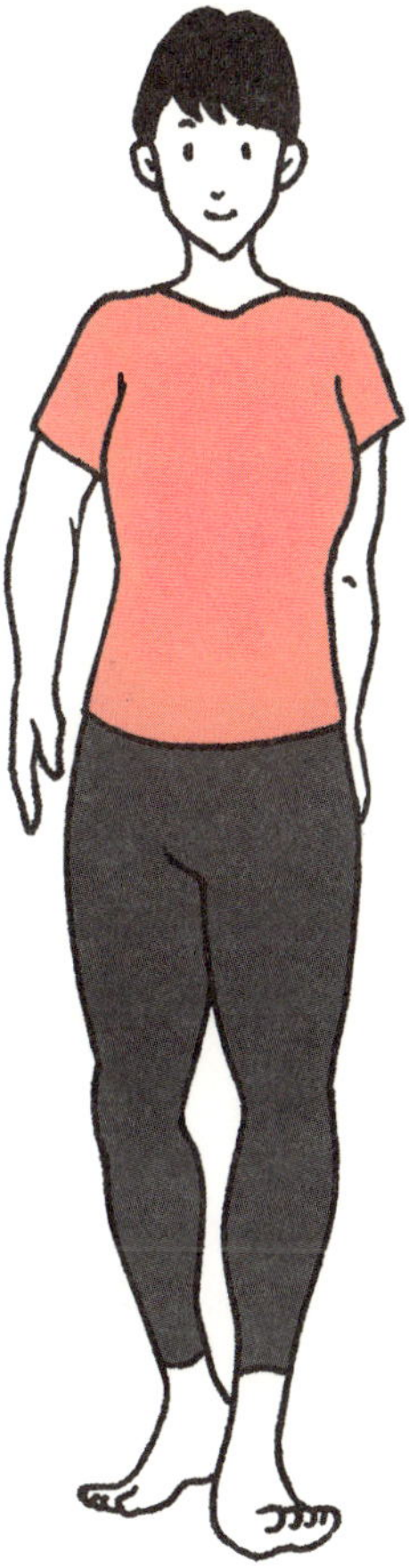

裸足で歩いてみて、どちらかのつま先の向きが内向き（あるいは外向き）になっていないかチェックしましょう。左右でアンバランスな場合には、足首に問題がある可能性があります。

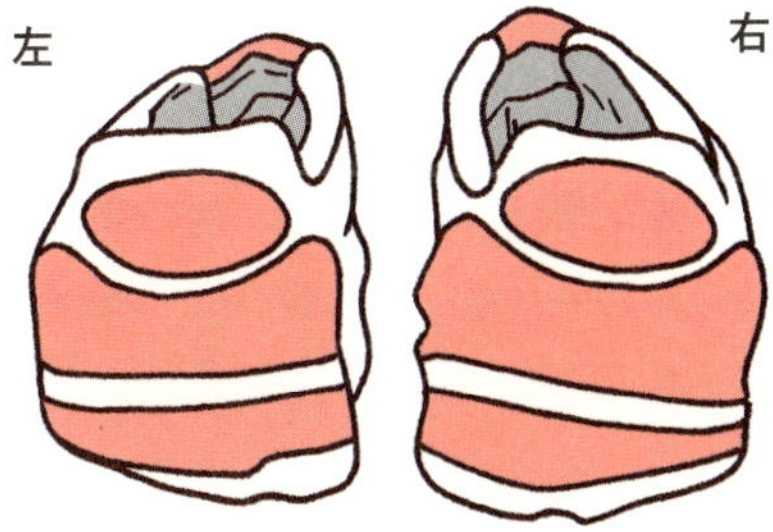

靴底を後ろから見て、親指側（内側）と小指側（外側）のどちらかすり減っている場合、足首が傾いている可能性があります。とくに小指側（外側）がすり減っている場合、歩くときに重要な足の親指に力が入っていないことがわかります。

セルフチェック②　立ち方（O脚＋足の指がすべて床につくか）

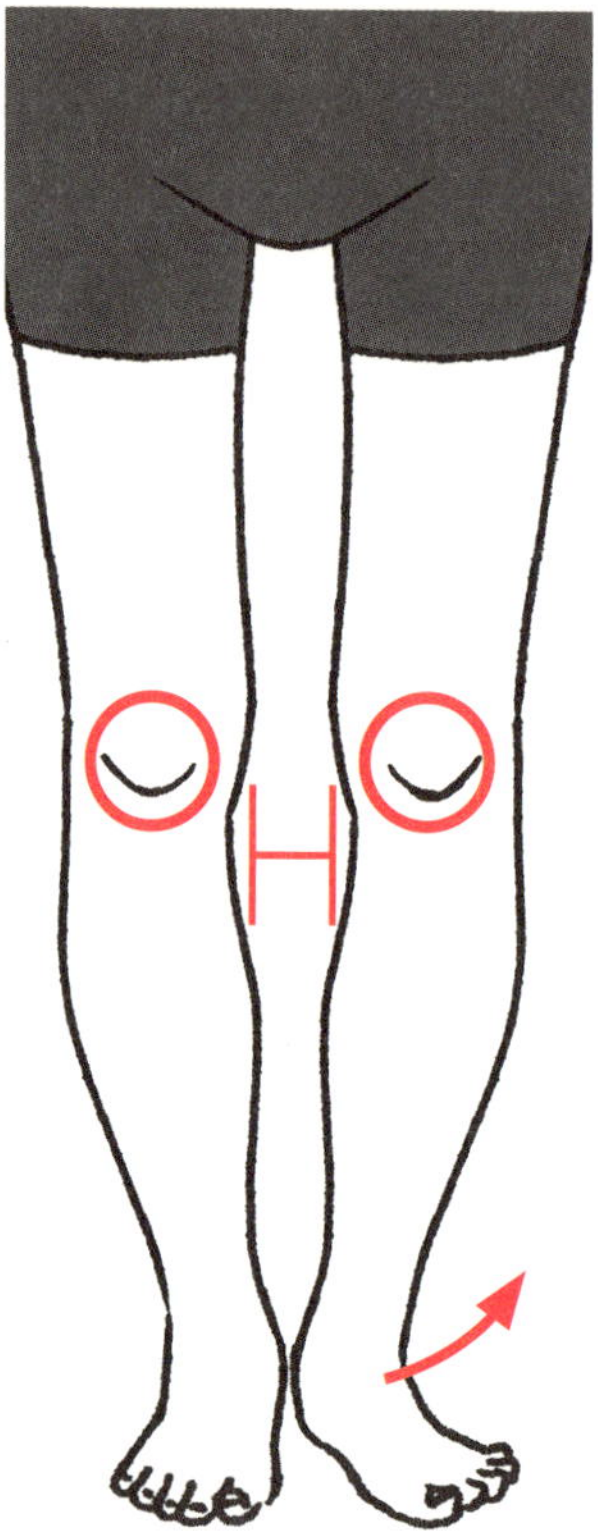

両足の内くるぶしをくっつけて立ったとき、
両膝が3センチ以上離れていませんか？
同じく、足先が外側を向いていませんか？

●立ち方をチェック

・足首にゆるみがあると、O脚になりやすくなります。
・とくに左右がアンバランスのときは足首が傾いているかもしれません。
・足の親指（母趾）または足の小指（小趾）に力が入らず、床につかずに浮いている状態の場合、足首が傾いています。
・片方だけ外反母趾ということもあります。

●巻き爪のチェック

・足の指に巻き爪ができやすくなっていませんか？
・足指に力が入らないと、爪が巻いてきます。

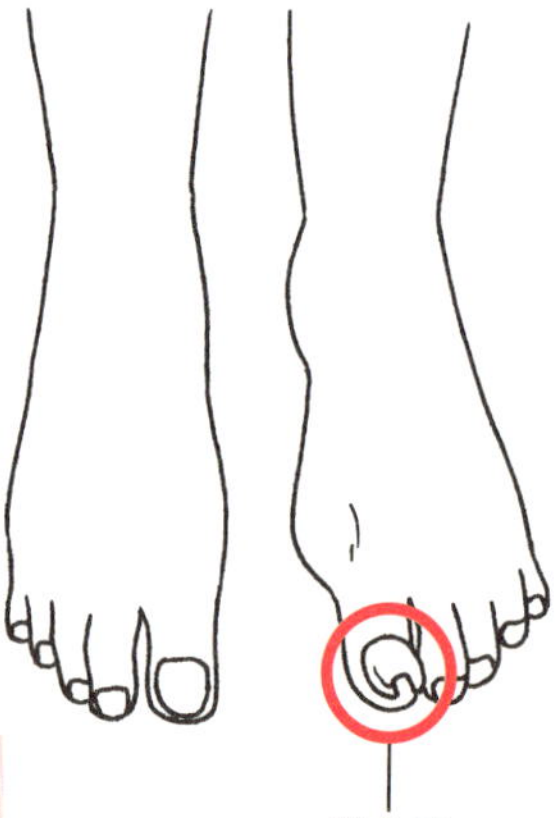

●指の浮きチェック

足を肩幅に開いて自然に立ったとき、足の指がすべて床についていますか？　指と床の間に紙が1枚入ってしまったら、その指は浮いています。

セルフチェック③　足の指を上げる

座った状態で、親指だけを上げてみましょう。左右ともやってみましょう。

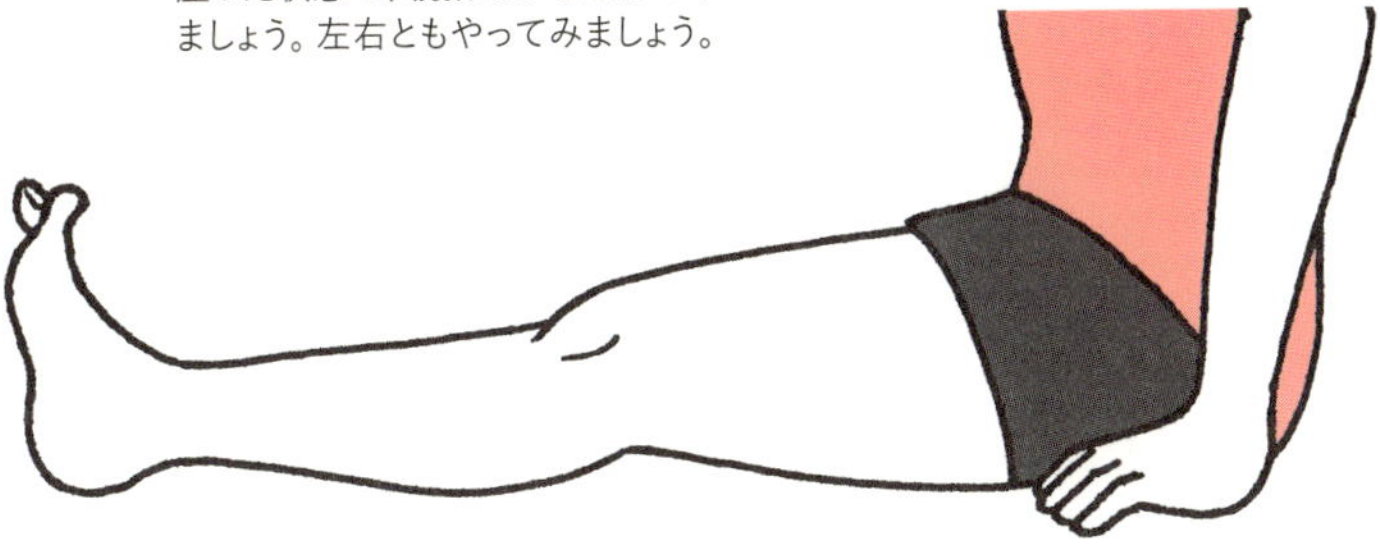

次に、親指以外の4本を上げてみましょう。こちらも左右ともやってみます。

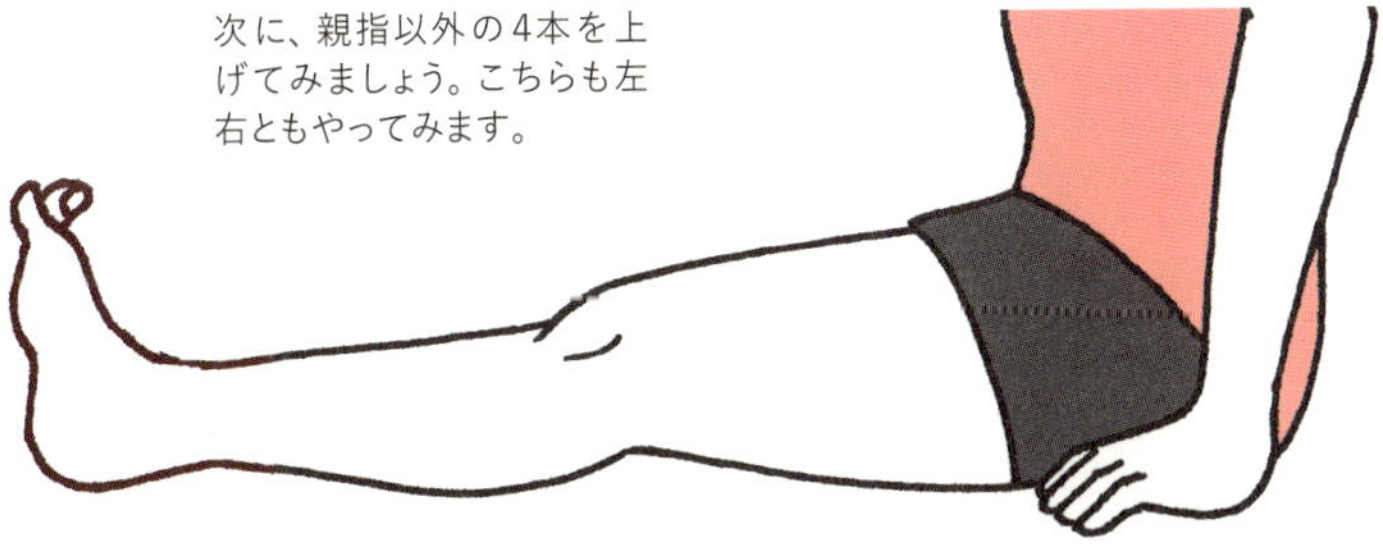

●足指の動き（縦）をチェック

- もしもできない動きがあれば、足首にゆるみがあるかもしれません。
- ふだんから足指を動かしていないと動きにくくなることもあるので、チェックだけでなくエクササイズとしてやるのもいいでしょう。

セルフチェック④　足の指を開く

座った状態で、足指をできるだけ横に開きます。
左右ともやってみてください。

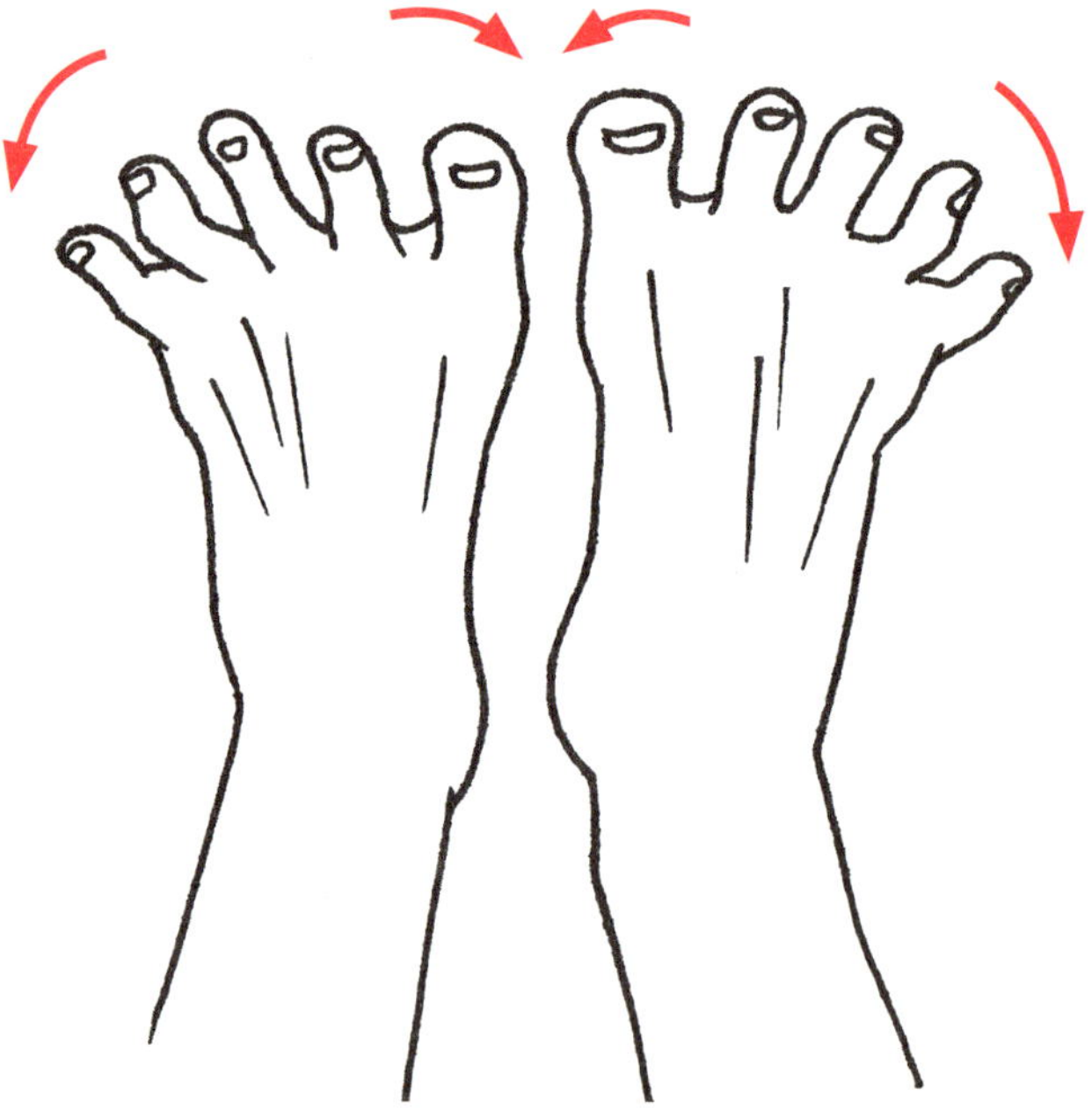

●足指の動き(横)をチェック
・個人差があり、小指が動かない人、まったく開かない人もいますが、必ずしも異常ということではありません。
・これも、エクササイズとして取り入れるといいでしょう。

セルフチェック⑤　座って足を伸ばす（膝の裏と足首の角度）

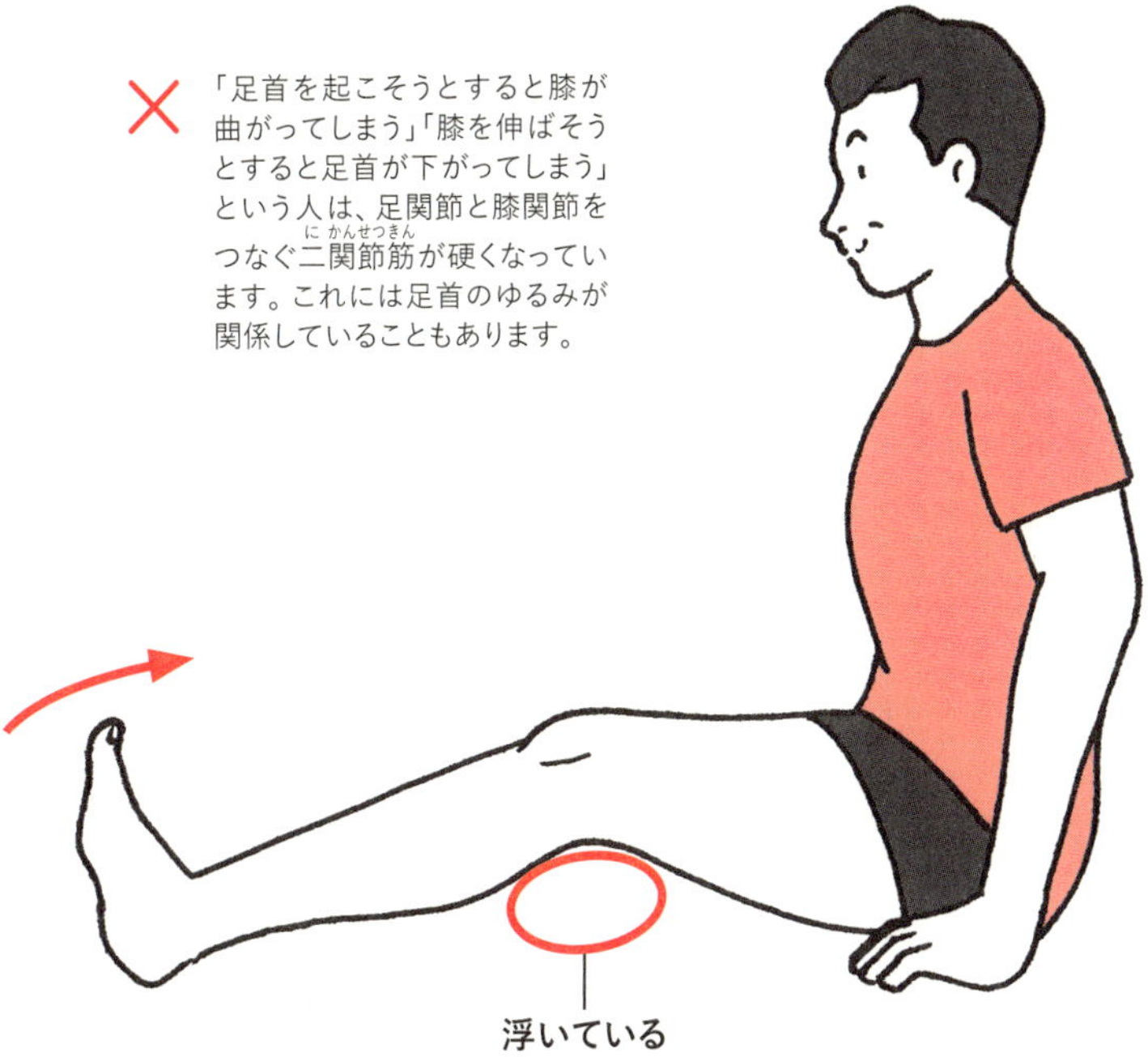
✕
「足首を起こそうとすると膝が曲がってしまう」「膝を伸ばそうとすると足首が下がってしまう」という人は、足関節と膝関節をつなぐ二関節筋《にかんせつきん》が硬くなっています。これには足首のゆるみが関係していることもあります。
浮いている

●足首が起こせるかのチェック

・膝裏をしっかり床につけた状態で足を投げ出して座って、足首を90度まで起こしてみましょう。

・難しい場合は、アキレス腱伸ばしの準備運動をしてからもういちどトライしてみましょう。

・子どものころにはできていた柔軟体操も、大人になるとできなくなっているものです。あわてずにまた少しずつ取り組めば、柔軟性はある程度回復できます。

セルフチェック⑥　座って足を伸ばす（ガニ股チェック）

膝裏をしっかり床につけた状態で
足を投げ出して座って、内くるぶし
をあわせて足をリラックスさせます。

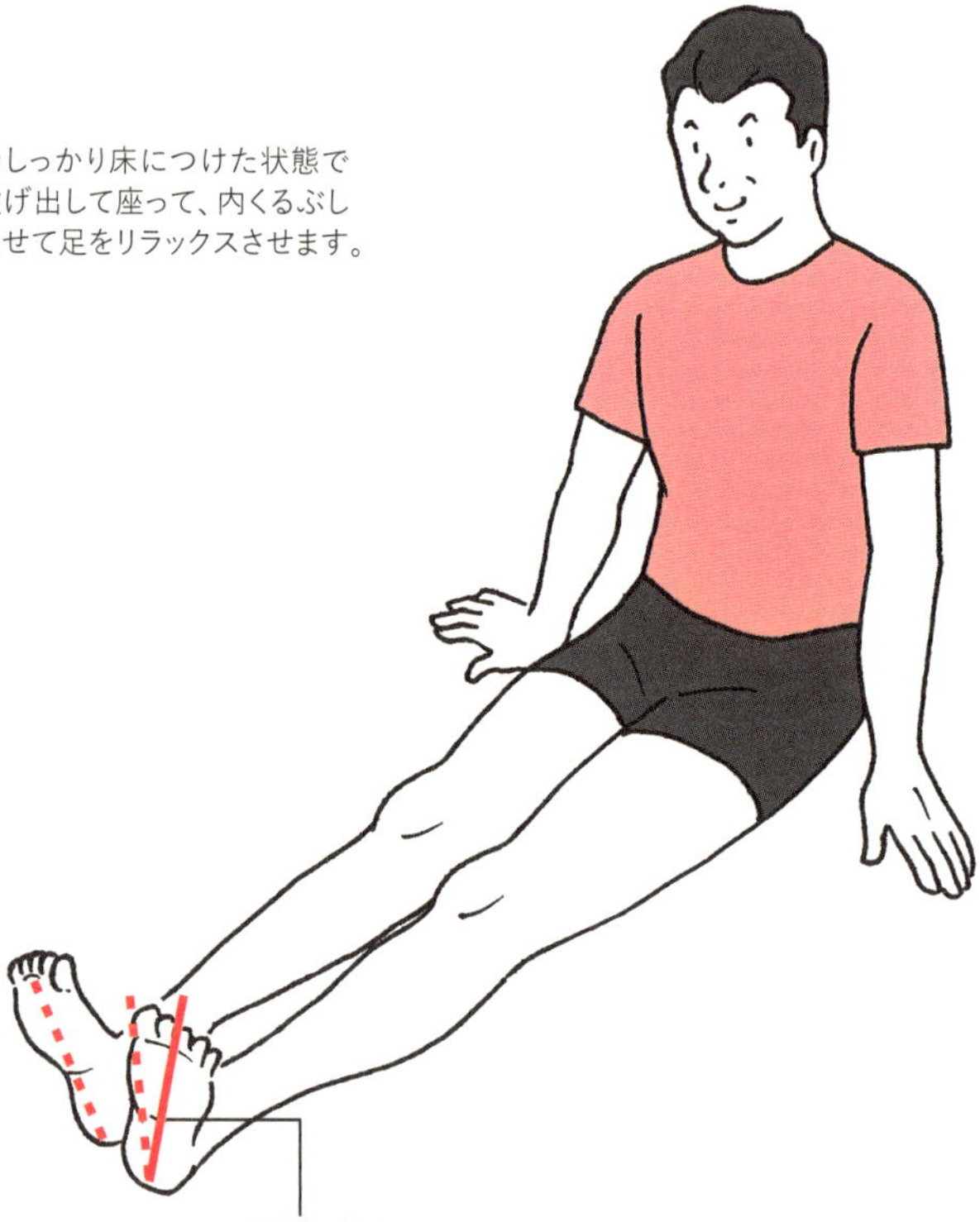
両膝がそろっているのに
左足首が外に傾いている

●つま先の開きをチェック

・つま先が開いてしまう場合、足首がゆるんでいるかもしれません。

・とくに片方の足だけ大きく開く場合は、足首にゆるみがありそうです。

セルフチェック⑦　そんきょの姿勢

両足のかかとをつけ、つま先を90度くらいに開く「気をつけ」の姿勢から、背筋を伸ばしたまま、まっすぐ下に腰を下ろしてしゃがみます。このとき、自然に両膝は開き、かかとは上がります。

20秒キープして、どこかに痛みやしびれが出なければOKです。

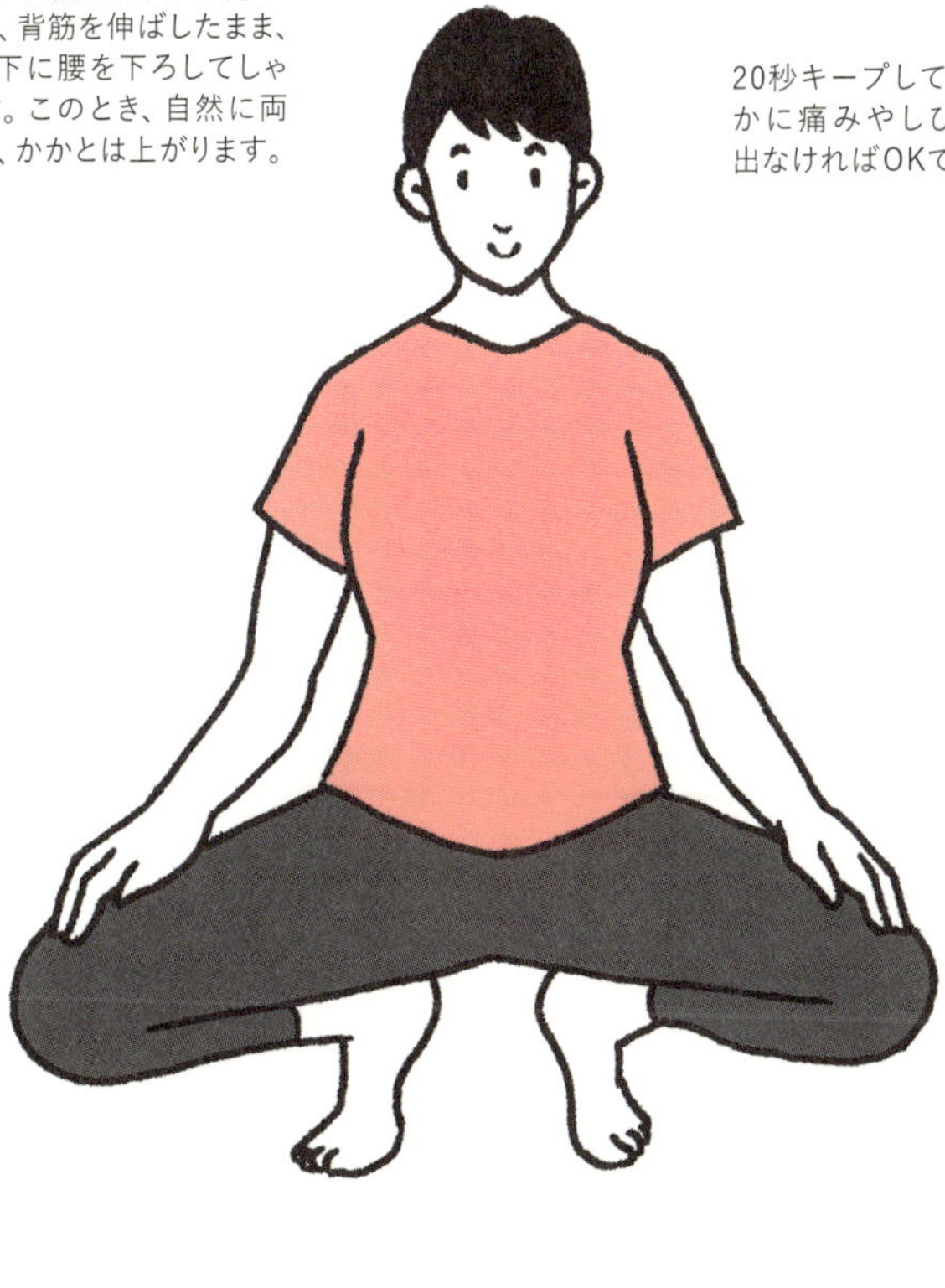

●そんきょの姿勢をチェック

・そんきょは、力士が仕切りのときにする姿勢です。
・本来はリラックスできて、長い時間そのままでいられる姿勢です。
・そんきょをしようとしても足が痛くなってできなかった人、バランスが崩れてしまって5秒もキープできなかった人は、足首がゆるんでいる可能性があります。

Part1

まとめ

▶健康とはバランスがとれた状態をいう。とくに、左右のバランスは重要。

▶姿勢が悪いと関節に無理な力がかかり、足首が傾いたり、膝が開いたり、骨盤が歪んだりしてしまう。

▶伸筋・屈筋・腓骨筋が総合して働いて、歩くことができる。

▶末梢神経は全身に張り巡らされていて、中枢神経につながっている。

▶下半身の末梢神経の大半をまとめて「坐骨神経」と総称することがある。

▶足首のゆるみがあると体のバランスが崩れる。

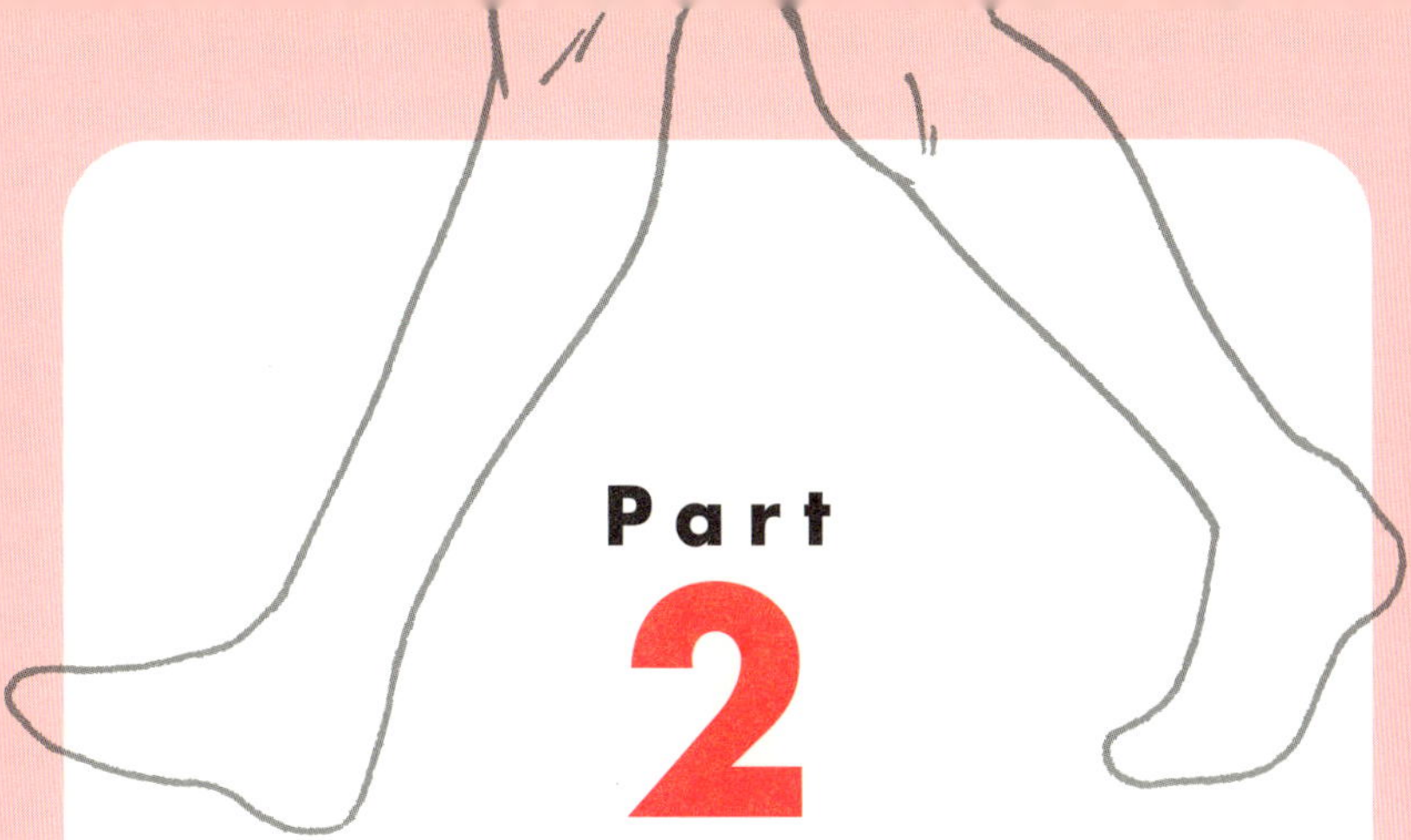

Part

2

原因解説編

どうして、人は自分の足で歩けなくなるのか？

03

1日に8000歩～12000歩歩く人は死亡率が低い

ではここから、歩けない状態になってしまうメカニズムや理由について述べていきます。その前に、歩くことと健康の関係について年代別に考察します。それぞれ将来ビジョンを思い描く助けになればと思います（いちおう年代で括っていますが、個人差があるので、あくまで代表例だと考えてください）。

日本でも海外でも、1日に8000歩以上歩く人は死亡率が低くなることがわかっています。これは毎日でなくとも、週に1～2日でも十分です。

ただし、高齢者や歩くと痛みが出る人については、1万2000歩を超えるとなんらかの弊害が生じる可能性があります。健康のために、まずは1日8000歩を保持するといいでしょう。

60歳未満（20～59歳）の日本人の平均歩数は、おおむね7000歩を少し超えるくらい

歩いた日数と死亡リスクの関係

出典：Association of Daily Step Patterns With Mortality in US Adults（JAMA Network Open 2023.3/28）をもとに作成

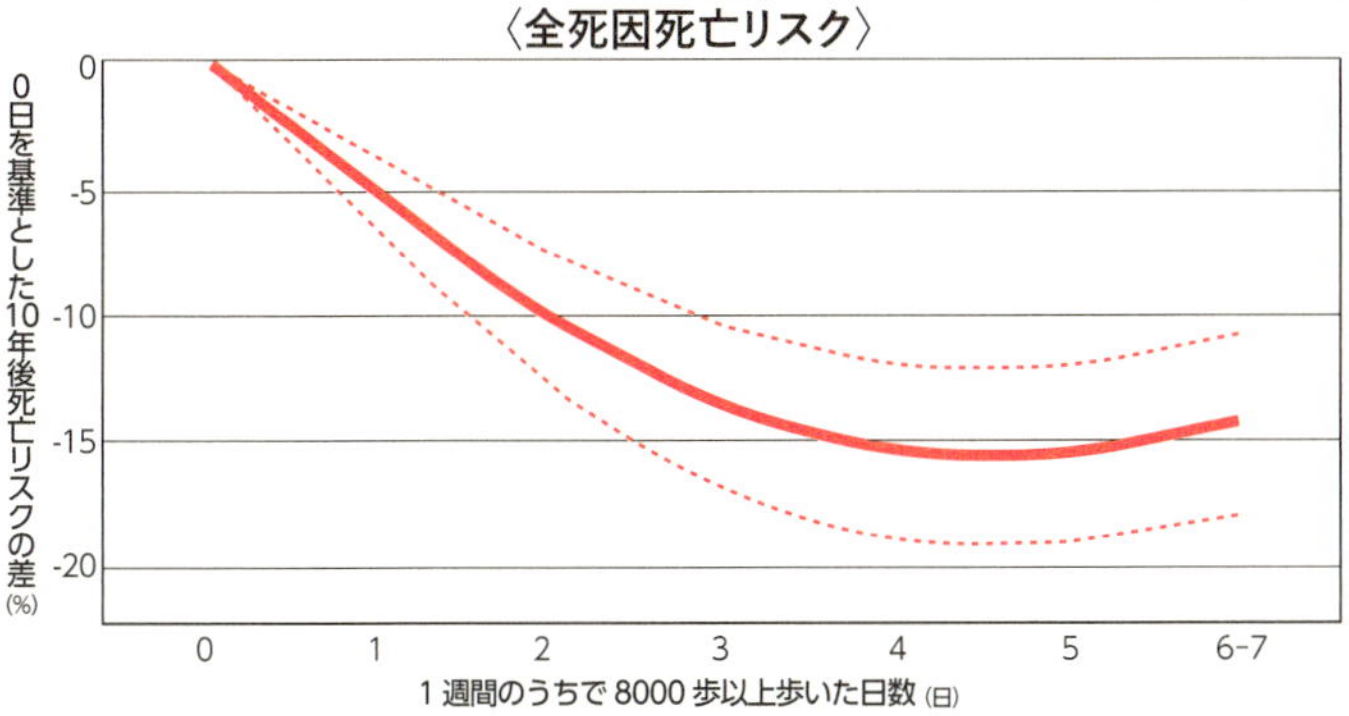

20歳以上の男女3101人（平均年齢:50.5歳）を10年間追跡した調査の結果です。図は3次スプライン解析という特殊な曲線（点線部は95%信頼区間）で、8000歩以上歩く日数が増えるにつれ死亡リスクが減少したことを示しています。年齢・性別などで調整すると、週に1~2日歩く人でも、歩かない人と比べて全死亡率が14.9%も低下しました。

です。8000歩を目標に、積極的に歩いてみましょう。

60代の平均歩数は6300歩ほどで、59歳以下と比較すると1割ほど低下しています。そのため、歩行に費やす時間を1割増やせば、50代までの運動量に追いつきます。

70歳以上の平均歩数は4600歩です。50代と60代は、10年刻みだったのですが、そこから上は「70歳以上」と一括りです。なお、別の調査で65~74歳の平均歩数を調べたものでは、5700歩でした。

日本人の健康寿命は、女性75歳、男性72歳で、70歳を超えたらなにかしら支障が生じます。歯の本数が減りはじめるのもこのころからです。

身体的には、運動・歩行時間を増やそうとしても、筋トレをしようとしても、若いときのようには筋肉がつきません。

70代からは杖を使いはじめる人も増えますが、杖を使うと手や肩の痛みを生じることが多く、注意が必要です。そのような場合、パート3で紹介する足首テーピングが有用です。

次は80歳です。日本人の平均寿命は女性87歳、男性81歳です。女性の半数以上は骨粗鬆症《こつそしょう》になり、男性も80歳を超えると骨が弱くなってきます。手も足も、肩も腰も、また整形外科以外の疾患も、なにかしら愁訴（患者の自覚的訴え）が生じるでしょう。歩こうとしても歩けない人、介護施設に入所したり、寝たきりになったりする人も出てきます。

いかにして歩数を減らさず、現状維持できるか。足首テーピングを装着したら歩けるのに、手に力が入らずに装着できない、入浴時に転びそうになるといった方には、足関節の靭帯再建術を検討してもらうこともあります。

足に限らず、膝や股関節、腰を手術で治せるのは、80代の半ばまでです。それを超えると、治療意欲も落ちがちですし、手術前の内科検査でドクターストップがかかるケース、

年代別の理想の歩数

60代	**7000歩/日を保持** 可能なら8000歩/日をめざす
70代	**6300歩/日を保持** 可能なら7500歩/日以上（筋力減少・体力低下が防げると言われる歩数）
80代	**4600歩/日（70歳以上の平均）** 可能なら5000歩/日（要支援・要介護・認知症などが防げると言われる歩数）
90代	**なるべく2000歩/日** **（寝たきりを防げると言われる歩数）** をめざす

⚠高齢になるほど、転倒を防ぐための対策が必要です。

ご家族から積極的治療への同意が得られないといったケースも増えてきます。

いよいよ90代になります。90歳を超えたら、とにかく転ばない、ケガをしないように気をつけましょう。短期でも入院すると一気に体力が落ちて、取り戻すのが難しくなってきます。

体調を崩さないことも重要ですので、食事もむせ込まないように気をつけてとってください。

そして、無事に100歳を迎えられた方は、今までやってきたことは自身にとって、なにひとつ間違っていませんでした。

これまで健康でいるために気をつけてきたこと、その経験などを、親戚や周りの人たちにぜひ教えてあげましょう。

04
自分の足で歩けなくなる原因は、年齢だけではない

歩けなくなると自力で移動できなくなり、たちどころに生活が困難になります。誰に助けてもらうかはさまざまですが、支援や介護が必要になります。つまり、健康寿命が尽きたと言える状態です。

歩けなくなってしまっても「歳だからしかたない」と考えるのは、ある意味では正しく、ある意味では間違っています。たしかに、人間はだんだんと衰えていって、いつかは自分の足で立つことができなくなるものです。

ただ、**多くの人が、年齢的にも身体的にもそこまで衰えていないうちに、疾患などによる痛みのせいで歩けなくなっています。**

たとえば、要支援の原因としてもっとも多い「関節疾患」を招く変形性関節症は、高齢者に多い疾患です。そのため、典型的な「老人病」ととらえられていますが、私は加齢だ

けが原因の疾患だとは考えていません。

とくに、部位としてもっとも多い変形性膝関節症については、O脚との関連性が高いことが知られており、年齢による衰えにそもそもの原因があるとは、必ずしも言い切れないのです。

この症状の根本的な原因や、痛みが発生するメカニズムについては、この章を通して説明していきます。

実際に患者さんの生活パターンをくわしく聞いてみると、必ずしも加齢に原因を求めるべきでないと感じることが多くあります。

使いすぎて軟骨がすり減ったとか、歩きすぎてどこかが壊れたといった「経年劣化」よりも、運動をしないことで関節が痛むようになってしまうこと、歩かないために姿勢のバランスが悪くなって歩けなくなってしまうことのほうが多いのです。

こうしたことからも、歩けなくなる原因は加齢のせいだけではないとわかります。さまざまな要因にしっかりと対策を講じれば、改善できることも多いので、本書を通して対処法を知り、実践してみてください。

05

歩けなくなる原因①
関節の痛み

歩けなくなる原因の代表例が、関節の疾患です。中でも多いのが変形性膝関節症です。軟骨が磨耗すると、関節周囲の滑膜《かつまく》が炎症を起こすことで組織が変性してしまいます。それによって神経にもダメージが加わり、痛みを感じやすくなるというものです。

膝の内側は体重が乗りやすく、軟骨がすり減りやすい部位だと言われます。その理由は、股関節と足首の中央を結ぶラインが膝の中央より内側を通るためとされます。**50歳以上の1000万人が、変形性膝関節症による膝の痛みを経験している**という調査もあります。

関節に炎症が生じて痛みと腫れが現れ、膝を曲げたり伸ばしたりしにくくなったり、可動域がせばまったりします。

動きはじめにより強い痛みを感じるのが特徴で、悪化すると痛みが増して、可動域がますます減少していってしまいます。さらに悪化すると、関節拘縮《こうしゅく》（関節にロックがかかっ

O脚

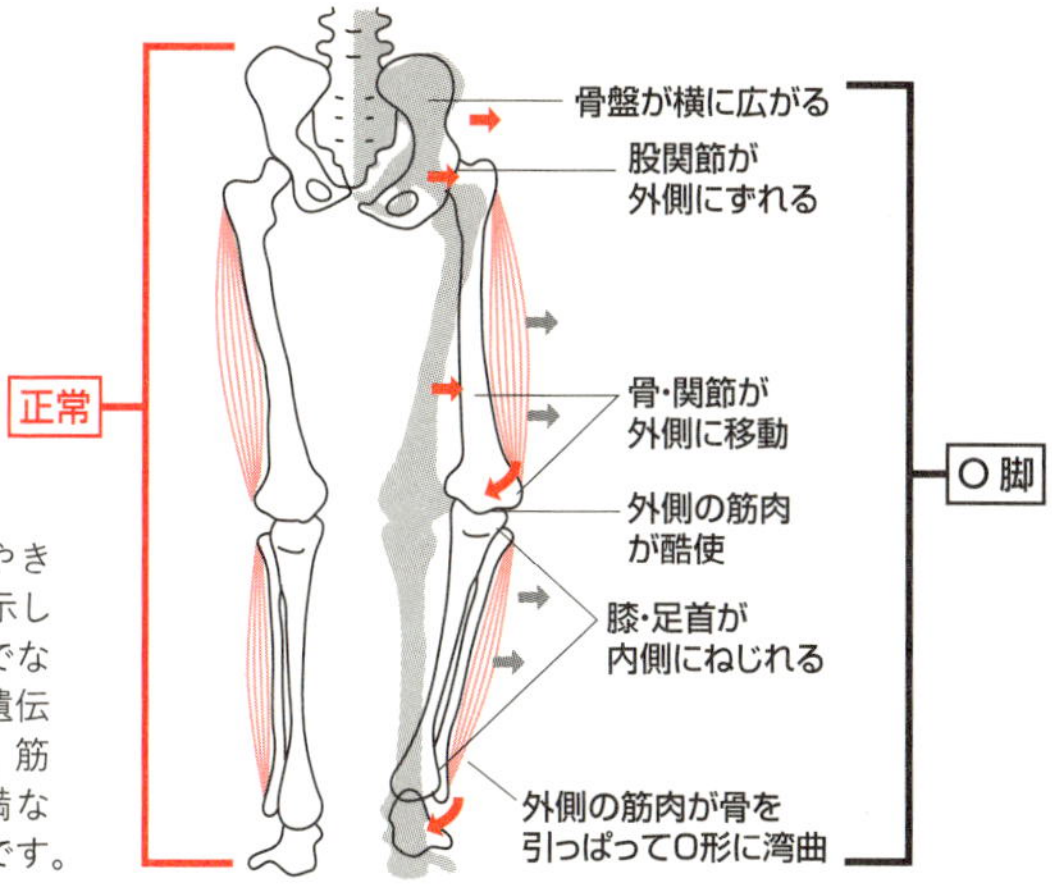
骨盤が横に広がる
股関節が外側にずれる
正常
骨・関節が外側に移動
O脚
外側の筋肉が酷使
膝・足首が内側にねじれる
外側の筋肉が骨を引っぱってO形に湾曲

O脚の原因やきっかけは図示したものだけでなく、そもそも遺伝的な要素や、筋力不足、肥満など、さまざまです。

たように動かなくなってしまうこと）にもつながりかねません。

本書でもっとも重要な点なので、このあとでも丁寧に説明しますが、この変形性膝関節症の根本的な原因が、じつは足首にある可能性があります。しかも、その可能性は決して低くありません。

足首が悪くなると、足の親指の力が落ち、足の小指側に体重が乗ることでいわゆるO脚になります。すると必然的に膝の内側に負担がかかるため、膝内側の軟骨がすり減りやすくなるのです。また、足首のぐらつきを膝関節で支えようとして負荷がかかり、悪循環になります。

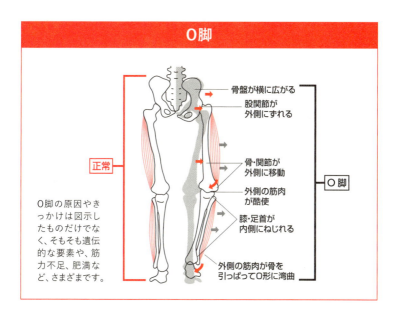

06

歩けなくなる原因②

筋力の低下

高齢になると、筋肉量が減少して筋力が低下します。運動の機会が減り、運動の強度が低下することで筋力が鍛えられなくなり、そのせいでまた運動をしなくなる……という悪循環に陥るわけです。

近年、加齢による筋肉量の減少と筋力の低下を**「サルコペニア」**と呼び、健康寿命を縮めるものとして警戒されるようになりました。

もちろん、筋力が低下しないように、できるだけたくさん歩くなどして抵抗したいところですが、実際にはさまざまな疾患が影響をおよぼします。

たとえば、**神経に障害がある場合にも、筋力は低下**します。脳梗塞でまひが生じた方が、どんなに動こうとしても動けないのも理屈は同じです。

足首にゆるみやぐらつきがあると、足首の周辺を通る複数の神経に負荷がかかりやすく

20歳からの筋肉量の変化率

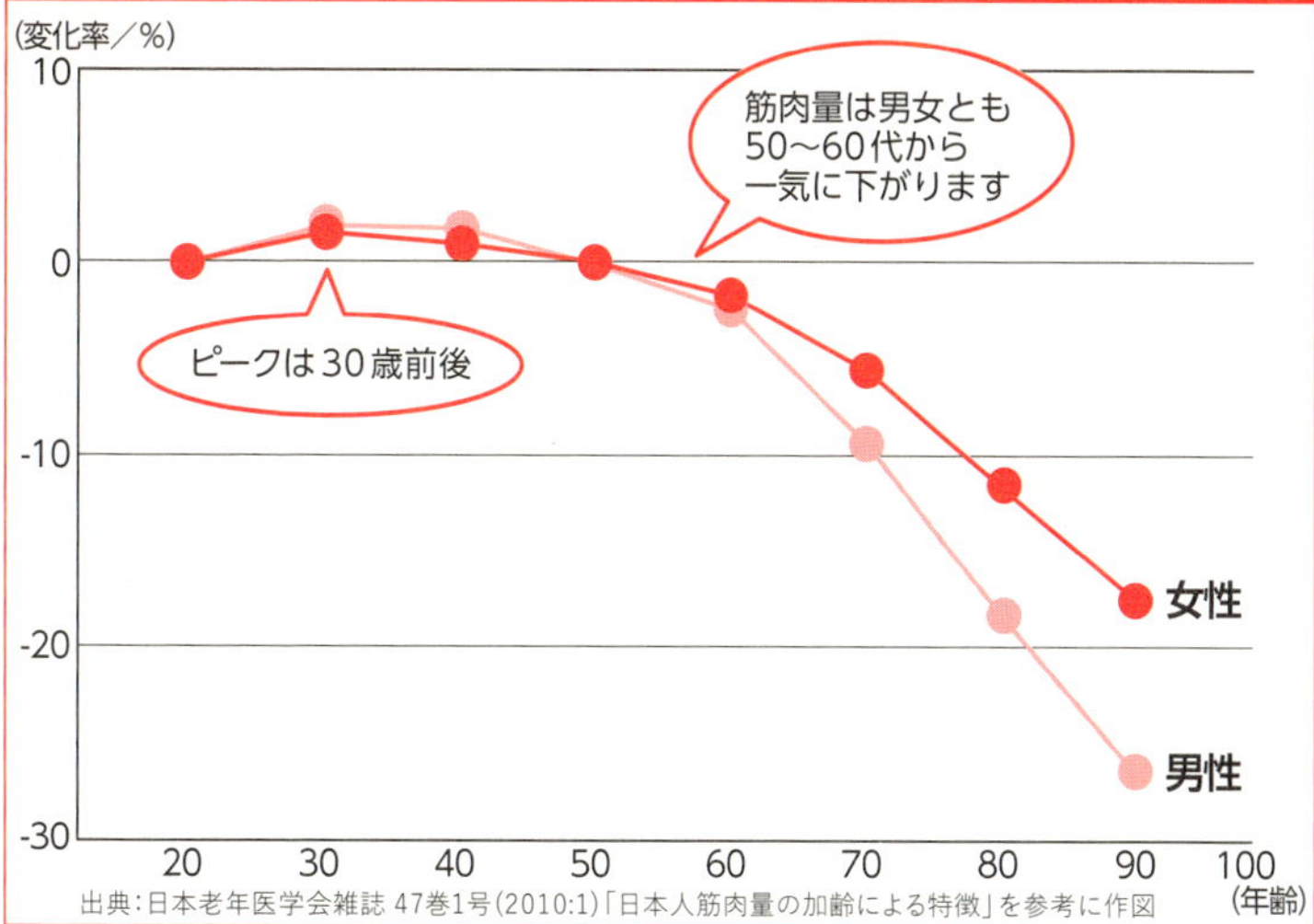

出典：日本老年医学会雑誌 47巻1号（2010:1）「日本人筋肉量の加齢による特徴」を参考に作図

なります。

これらの神経が損傷すると、ふくらはぎでこむら返りが生じやすくなったり、足部で多くの筋肉が影響を受けたりします。それにより、扁平足になったり、外反母趾になったりもします。また、親指（母趾）を持ち上げる力が低下するため、つまずきやすくなります。

筋力が低下したとき、大腿や膝周囲の筋力は、筋トレを行うことである程度の回復が見込めますが、**足首のようにくびれて細い部位は、筋力で支えるのは限界があります。**足首テーピングにはそれを補う効果があります。

07

歩けなくなる原因③
肥満

歩行とは、自分の2本の足で立ったうえで、その足を交互に前に出して、自分の体を前方に運ぶことです。当たり前のことですが、体重が重い場合はその分の負荷がかかるため、足の筋力が強くなければいけませんし、バランスをとるために、足、膝、股関節、腰といった関節部分にも負荷がかかります。

若くて筋力があるうちはなんとか誤魔化しが利きますが、**筋力が低下してくると、変形性関節症など疾患のリスクが高まり、その症状が悪化すると歩けなくなってしまいます。**

また、肥満は糖尿病、高血圧、脂質異常症、脳梗塞や心筋梗塞、腎臓病、痛風などありとあらゆる成人病のリスクを高めてしまいます。もしも運動不足や食べすぎといった悪い生活習慣によって肥満になっている方がいれば、できるだけ早く悪循環を断ち切らなければいけません。

体重の負荷

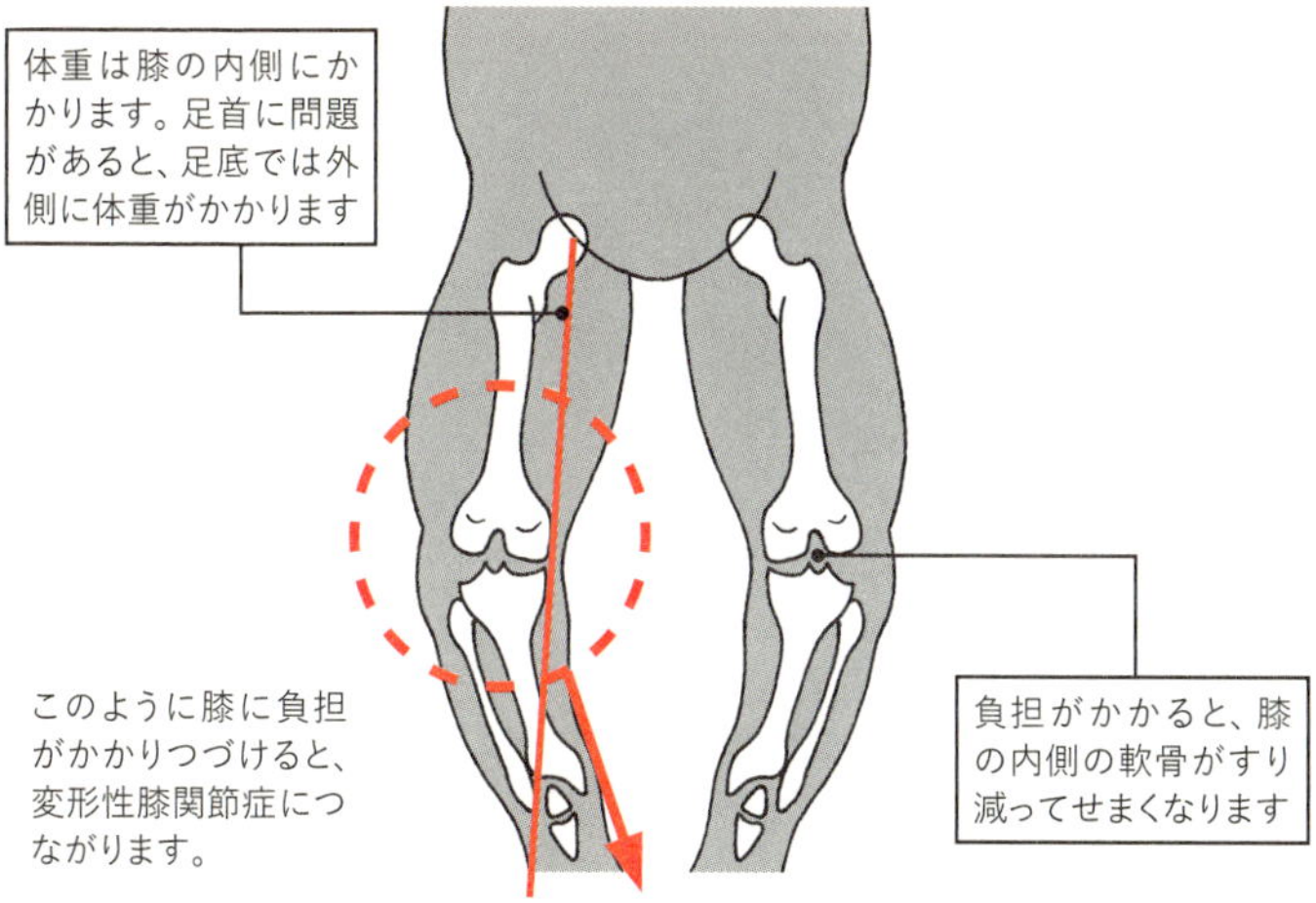
体重は膝の内側にかかります。足首に問題があると、足底では外側に体重がかかります
このように膝に負担がかかりつづけると、変形性膝関節症につながります。
負担がかかると、膝の内側の軟骨がすり減ってせまくなります

しかし、いざやせるために運動をしようとすると、たいていどこかに痛みが生じるために運動ができない、というジレンマが生じてしまいます。

結果として、年配になるほど、運動によ る減量ができないことから、食事量を減らすことを提案されることになるでしょう。

もし、運動時に生じる痛みの原因がわかって、それへの対応をとることができれば、負荷の少ないウォーキングから運動療法を開始できます。たとえば、腰、股関節、膝などの関節の痛みが足首のテーピングでとれれば、食事制限を行うことなく運動量を増やせるかもしれません。

08

歩けなくなる原因④

腰椎の病気

腰椎《ようつい》（背骨のうち腰の部分の骨）の病気も、歩けなくなる原因になります。ここでは、代表的な症例をいくつか紹介します。

●腰部脊柱管狭窄症

背骨は、椎骨という臼のような形をした骨が積み重なっていますが、その内部は脊柱管と呼ばれる空間になっていて、神経の「ケーブル」が通っています。

その脊柱管がせまくなってしまうことで、**中を通る神経（馬尾神経《ばびしんけい》）を圧迫したり、脊柱管から背骨の外へ出ていく神経の付け根（神経根《しんけいこん》）を圧迫したりしてしまう病気**が、腰部脊柱管狭窄症です。

馬尾神経は坐骨神経に直結しているため、神経の障害が進行すると休み休みしか歩けなくなる「間欠性跛行《かんけつせいはこう》」や、排尿・排便障害、マヒなど、さまざまな症状へとつながってし

腰部脊柱管狭窄症の3つのタイプ(断面図)

馬尾型

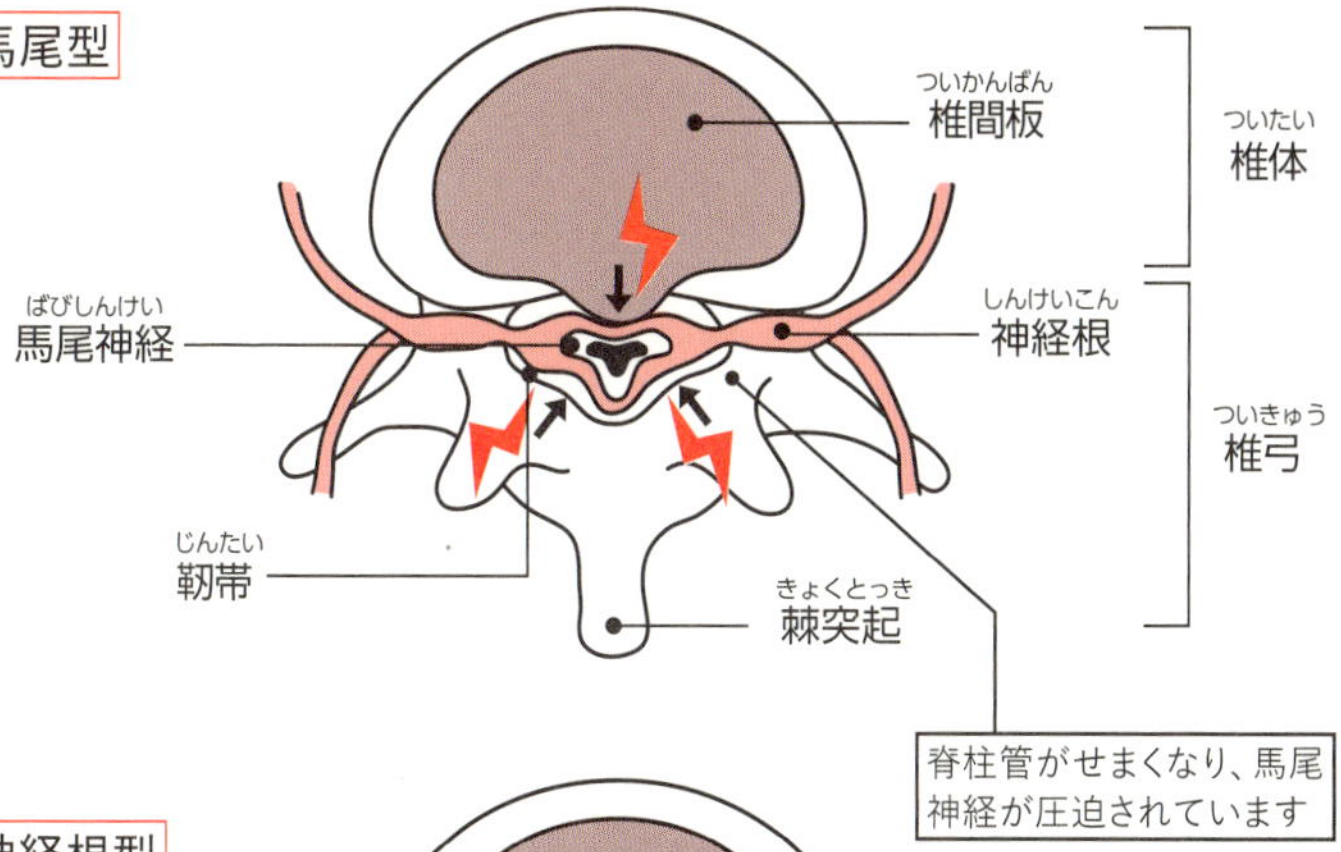

神経根型

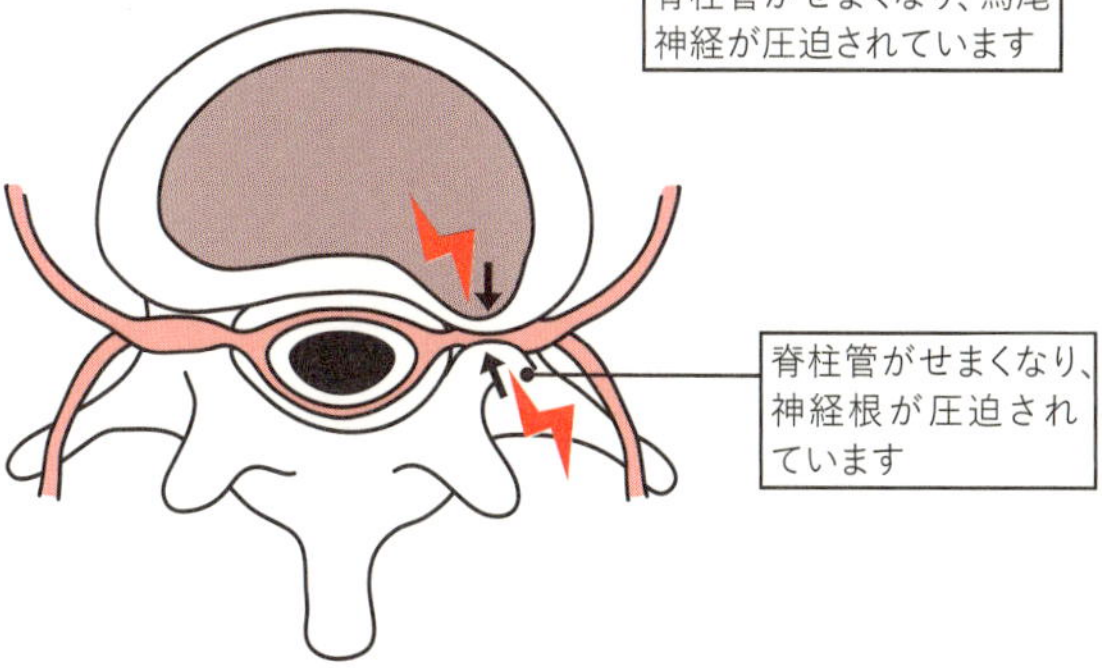

混合型

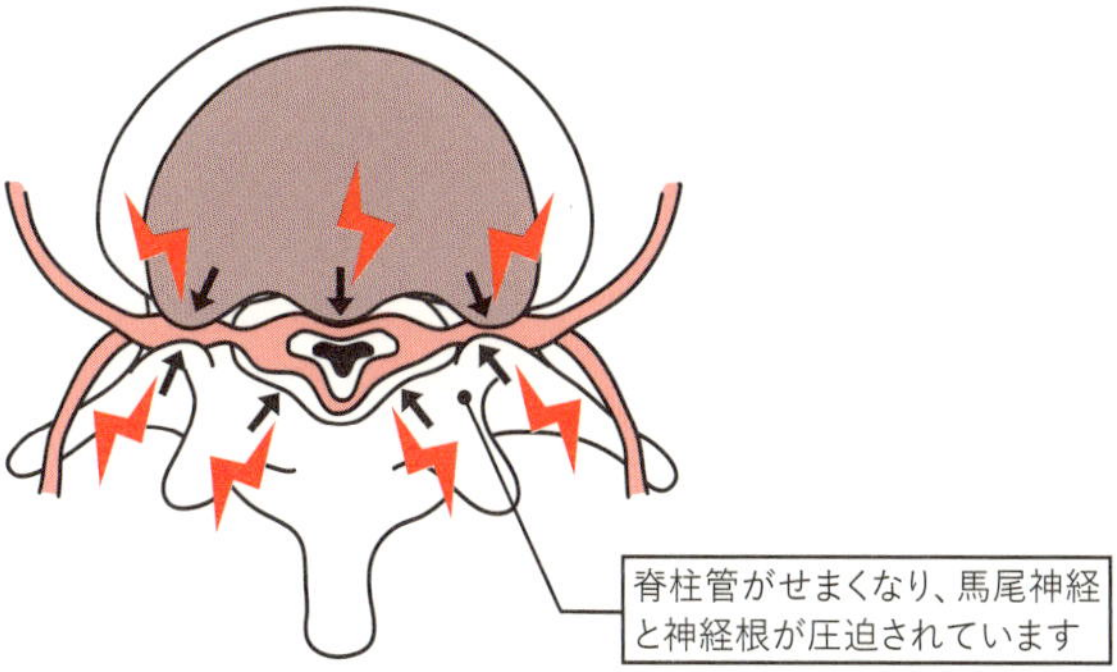

まいます。

腰をそらす運動をすると、脊柱管がますますせばまるため、症状がより強く出る傾向があります。この動きは、精密検査前の簡単なセルフチェックになります。

●腰椎椎間板ヘルニア

腰椎椎間板ヘルニアも、やはり悪化すると間欠性跛行を引き起こし、歩けなくなる原因になります。

そもそも**ヘルニアというのは、臓器が本来あるべき位置からはみ出してしまった状態**のことです。そして椎間板は、椎骨と椎骨の間をつなぐ軟骨組織のことで、クッションのような役割を果たしています。

椎間板は加齢とともに水分量が減って、弾力性が損なわれます。そこに負荷がかかって椎間板がずれたり、外へとはみ出したりするのが椎間板ヘルニアで、これが腰椎で発症したものが腰椎椎間板ヘルニアです。タイプによっては自然治癒する場合もあります。

●腰椎変性すべり症

あまり発生頻度が高い病気ではありませんが、腰椎変性すべり症を紹介します。これも

椎間板ヘルニア・腰椎変性すべり症

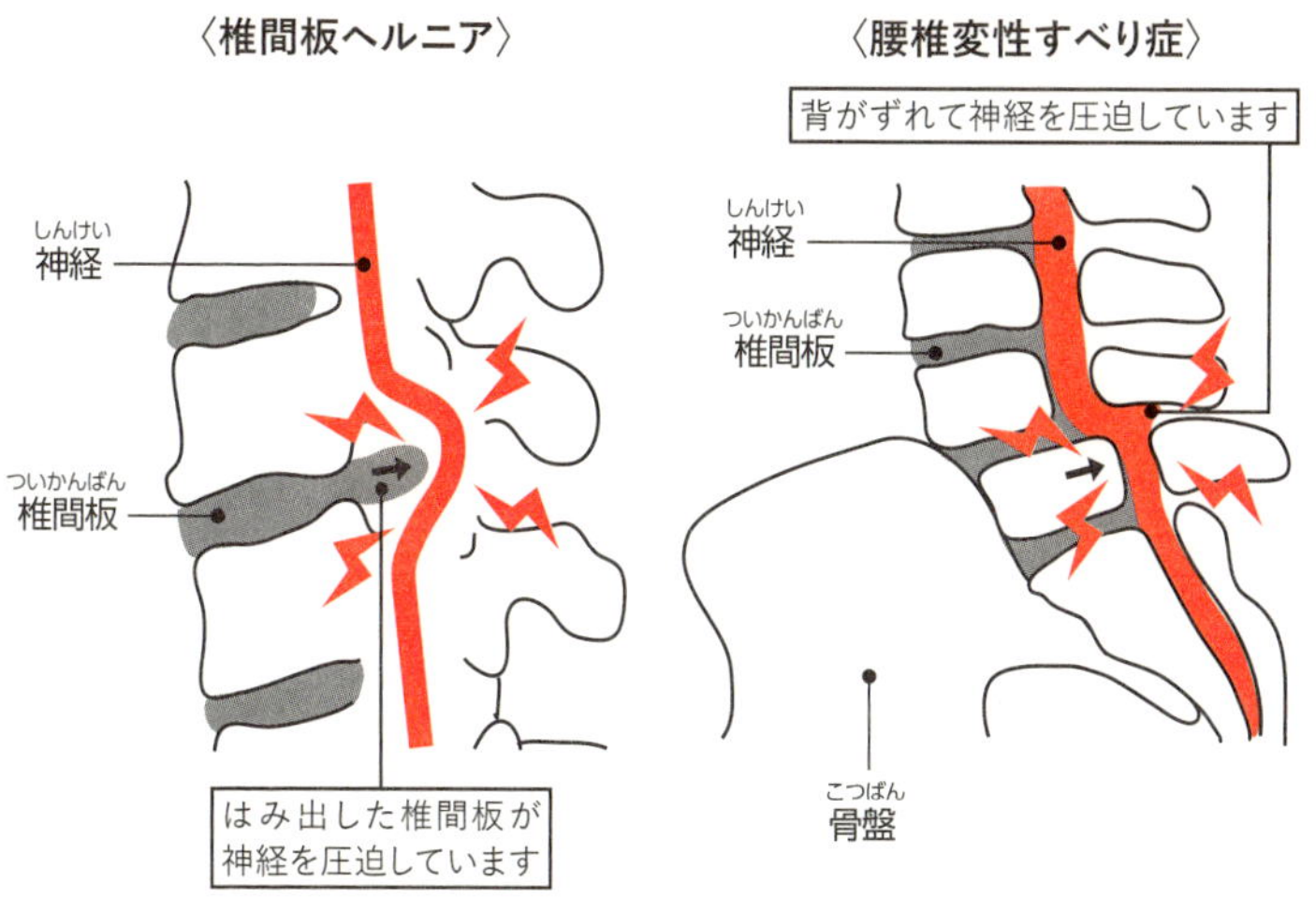

また神経障害が大きくなると間欠性跛行など、歩けなくなる病気です。

腰椎変性すべり症は、**背骨が土砂崩れのように体の前のほうへとすべってしまう**ことで起きます。本来はアーチ状に積み重なっている背骨ですが、体の前の方にずれ込んでしまうと、脊柱管狭窄症と同じように脊柱管を通る神経や、枝分かれして脊柱管から出ていく神経根を圧迫して、神経にダメージを与えてしまうのです。

ほかにも、腰骨や骨盤の周辺の病気で歩行困難を引き起こすものがありますので、気になる場合は整形外科を受診して検査をしてもらうのがいいでしょう。

09

歩けなくなる原因⑤

足首の圧迫

足首には、内くるぶし、かかとの骨（踵骨《しょうこつ》）、それに付着した靱帯性の膜「屈筋支帯《くっきんしたい》」とで形成される「足根管《そっこんかん》」というせまいトンネルがあります。

この足根管の中を、後脛骨神経《こうけいこつしんけい》、血管（動脈・静脈）、そして、後脛骨筋・長母趾屈筋・長趾屈筋という3つの筋肉の末端（腱）が通っています。そのためスペースに余裕はなく、それぞれがひしめきあっている状態です。

足首にゆるみやぐらつきがあると、**足根管の形が歪み、もともとせまい空間がさらにせばまって、後脛骨神経が圧迫されることでダメージを受けてしまいます。**これが原因で足の裏がしびれたり、内くるぶしから体の中央側に痛みが出たりすることを「足根管症候群」と呼びます。足の痛みだけでなく、坐骨神経痛や腰痛にもつながり、痛みが強くなると歩けなくなってしまいます。

足首の内側、足根管の構造

足根管を通る神経は母趾外転筋などとつながっており、さまざまな箇所にしびれや痛みを発生させます。

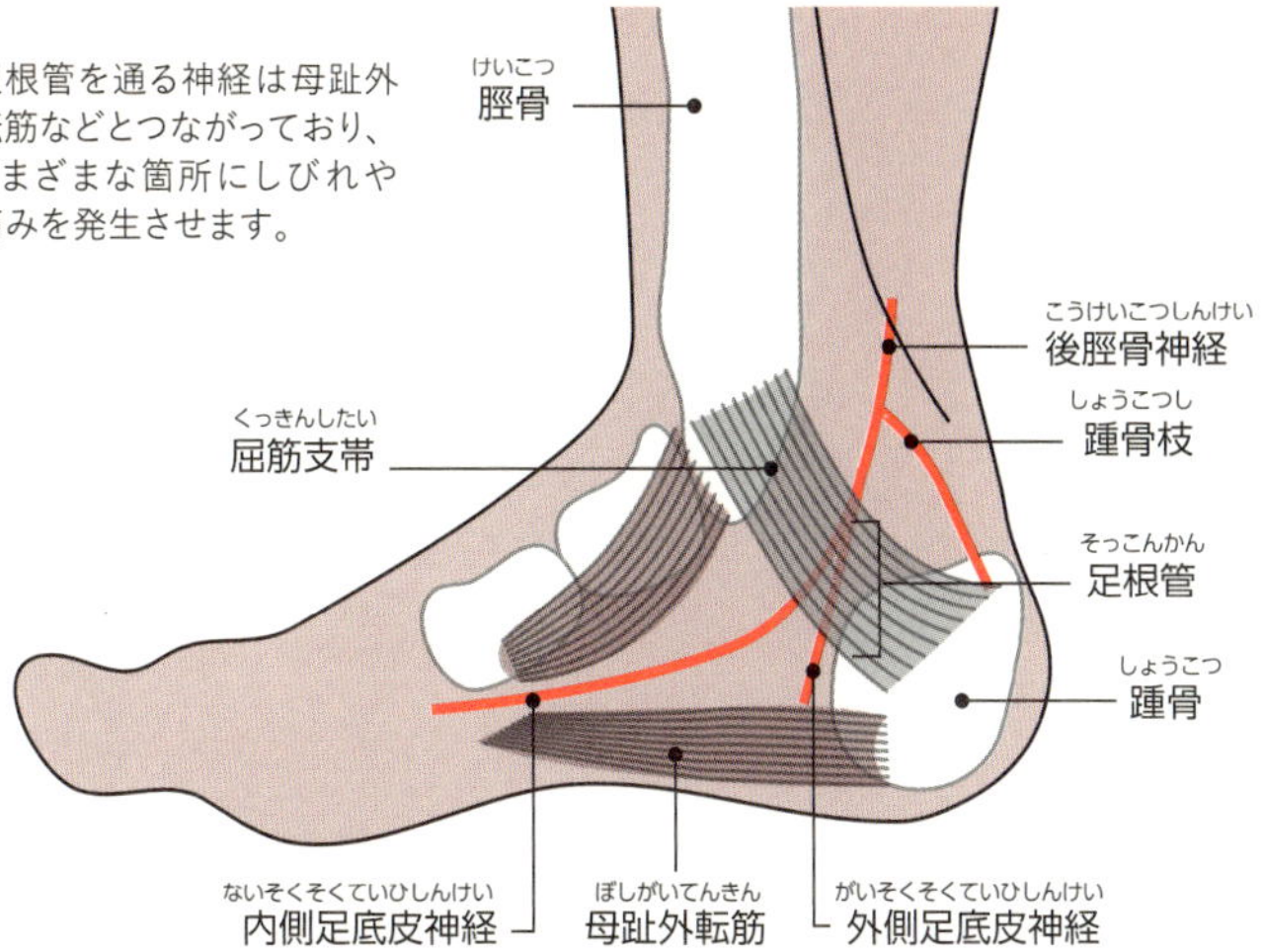

外反捻挫の後脛骨神経・屈筋支帯への影響

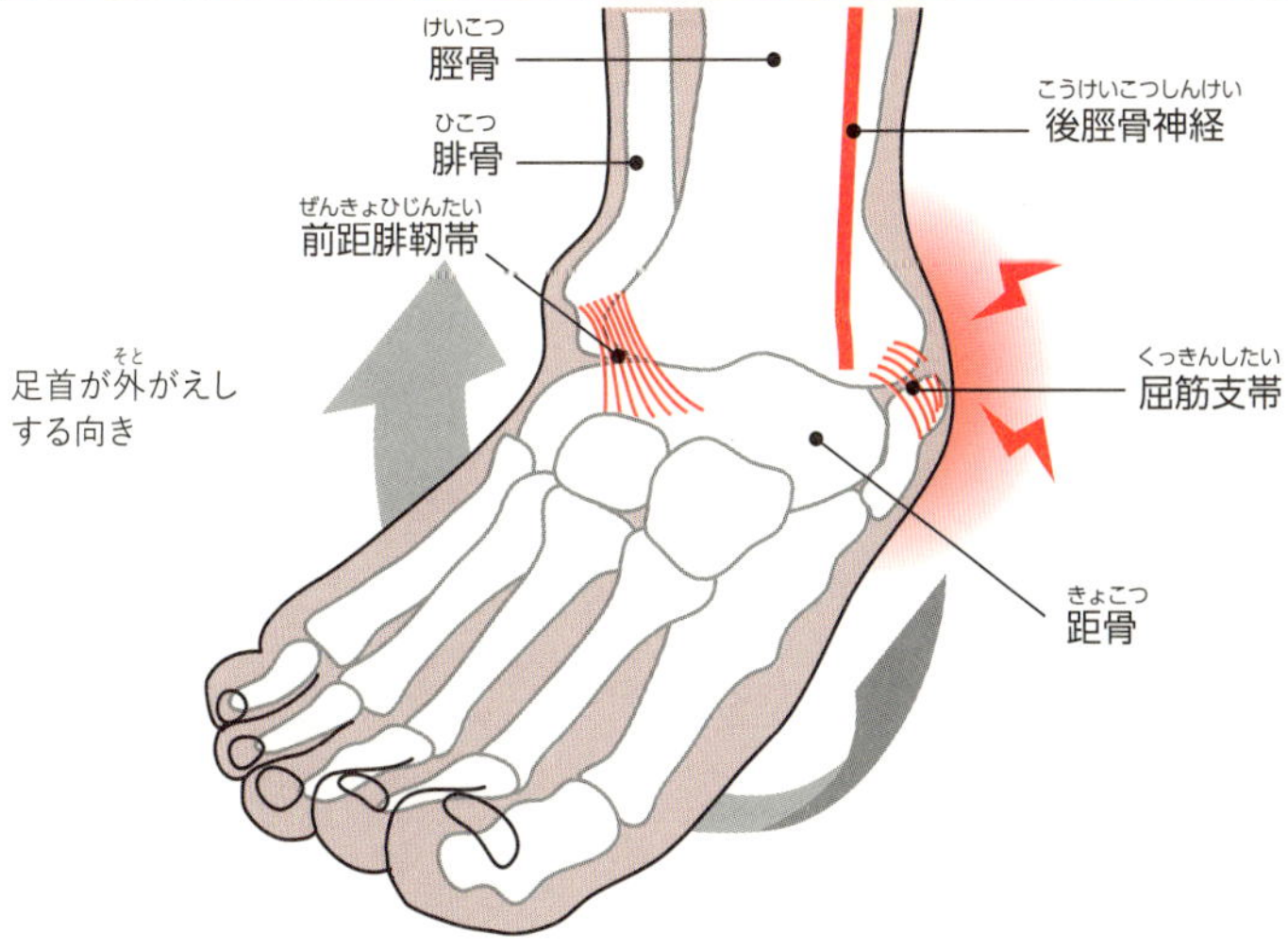

10

歩けなくなる原因⑥

足首の牽引

先ほど変形性膝関節症の説明でも触れたことと一部重複しますが、とても重要なところですので再確認していただけたらと思います。

足の靭帯が伸び、足首にゆるみやぐらつきがある状態では、親指の力が落ち、小指側に体重が乗ります。すると、足首に傾きが生じます。靴底の減り方でいうと、外側ばかり減るようになります。足首が傾くと下腿にも角度がついてしまうので、膝が外にふくらみ、いわゆるO脚にならざるを得ません。それが変形性膝関節症に直結するというのは先に述べたとおりです。

さらにこのO脚が、歩けなくなる原因にもなります。O脚、つまり**膝が外にふくらむ形になると、下腿・大腿には外側に引っぱる力が加わり**ます。これにより、**足首にある浅腓骨神経が引っぱられる（＝牽引される）**のです。

内反捻挫による浅腓骨神経への影響

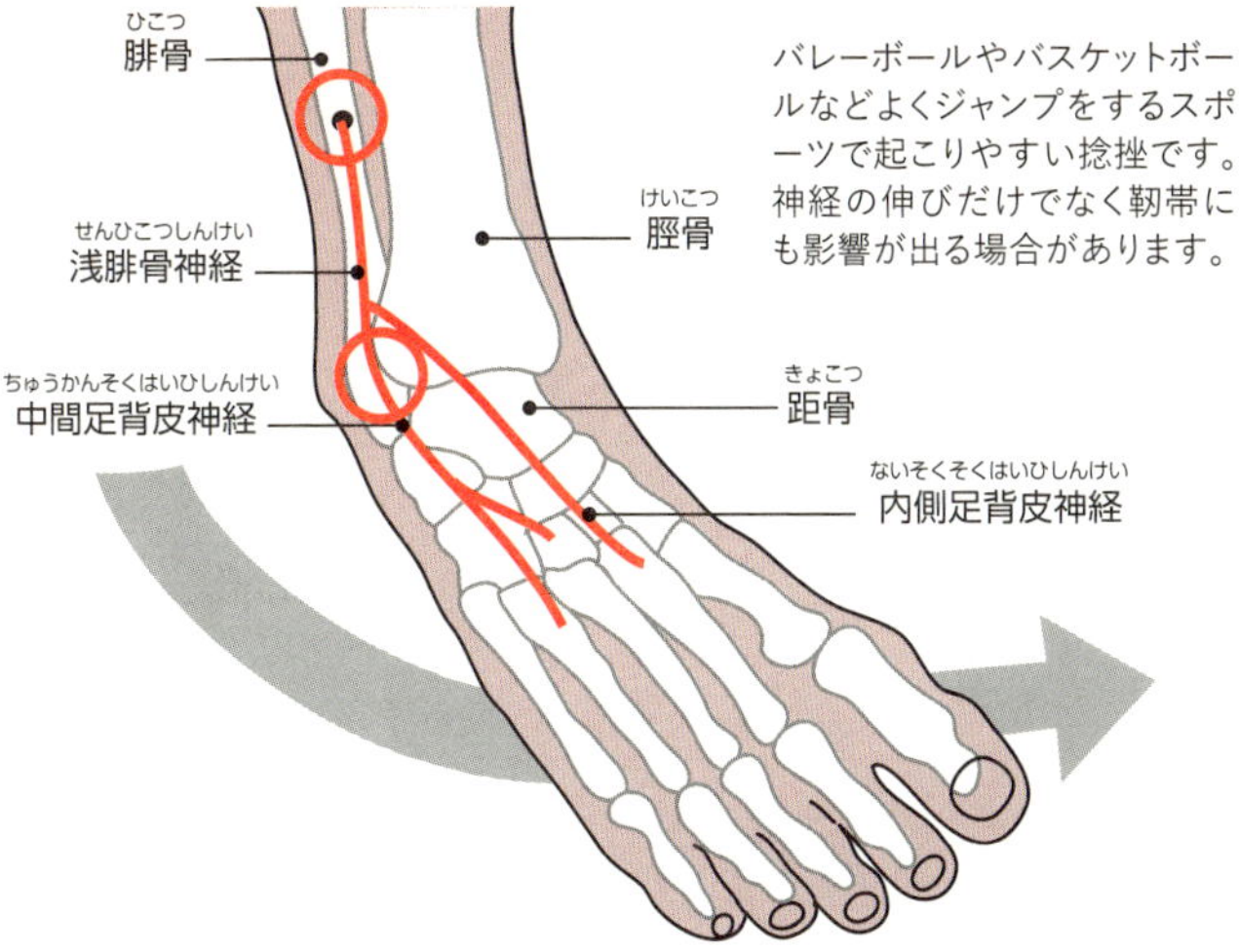
腓骨《ひこつ》
浅腓骨神経《せんひこつしんけい》
中間足背皮神経《ちゅうかんそくはいひしんけい》
脛骨《けいこつ》
距骨《きょこつ》
内側足背皮神経《ないそくそくはいひしんけい》

バレーボールやバスケットボールなどよくジャンプをするスポーツで起こりやすい捻挫です。神経の伸びだけでなく靭帯にも影響が出る場合があります。

浅腓骨神経は、膝裏で坐骨神経から枝分かれして、下腿の外側を腓骨に沿うように表面近くを通っています。足関節の手前の部分でさらに枝分かれして足の指まで達し、足の甲と足の指の上側の感覚をつかさどっています。

この浅腓骨神経が引っぱられると、足の甲や足の指にしびれや違和感が出たり、下腿、大腿、お尻、腰などには痛みが生じたりして、悪化すると最終的に歩けなくなってしまう人もいるのです。

靴ひもやテーピングなどで締めつけられるとしびれや痛みが発生しやすい神経なので、圧迫しすぎないよう注意してください。

11 足首はなぜゆるんでしまうのか

では、なぜ足首のゆるみ、ぐらつきが発生してしまうのでしょうか。

意外に思われるかもしれませんが、**その根本的な原因は、幼少期から現在に至るまで経験してきた足首の捻挫にある**のです。

捻挫をして、前距腓靭帯（ＡＴＦＬと略されることもあります）が伸びてしまった状態を、慢性足関節不安定症といいます。私はこれを、「足首がゆるむ」「足首がぐらつく」と表現しています。また、一般には「捻挫ぐせ」という言い方をされることも多いです。

前距腓靭帯は、足の甲の部分にあり、腓骨と距骨を結びつけています。平たい帯状で、弾力はやや弱く、伸びやすいのが特徴です。

足首を捻挫すると、その半数は**慢性足関節不安定症**に移行すると言われています。そして、慢性足関節不安定症になってしまうと、ますます捻挫しやすくなります。

内反捻挫の前距腓靭帯への影響

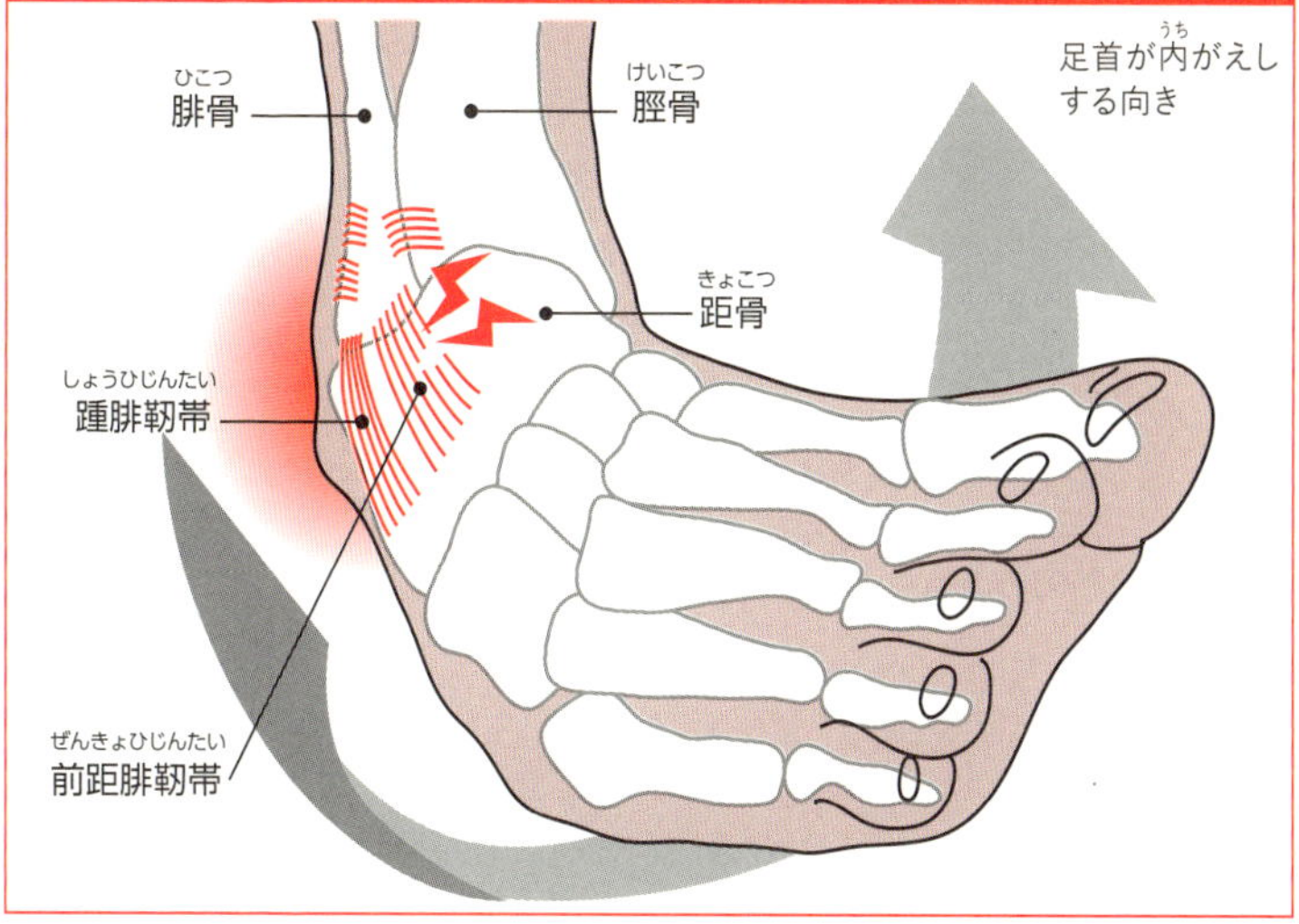

とくに子どものころは、捻挫をしても歩けてしまうことが多いため、そもそも病院に行くこともありません。たとえ病院を受診していたとしても、「骨に異常なし」と診断されれば、ギプス固定まではされません。過去に2～3回捻挫を経験している人は、記憶にないとしても慢性足関節不安定症が生じている可能性があります。

ある程度の年齢までは、足首のゆるみがあっても、足部や足首の筋肉が支えてくれます。しかし、**四十肩が生じる年齢以降になると、しだいに年齢による筋力低下もあって、もともとの不安定さが表れてくる**ことも多いのです。

12

足首のゆるみが足と膝の関節症を引き起こす

足根管がせばまって神経が圧迫されたり、O脚によって足首の神経が引っぱられたりしてダメージを受けることについては、この先でもさらにくわしく解説します。

ここまでの整理の意味で、足首のゆるみによって生じる2種類の不調をまとめてみます。

●慢性足関節不安定症

足首のゆるみやぐらつきは、正式には慢性足関節不安定症といい、一般には「捻挫ぐせ」とも呼ばれます。本来なら前距腓靭帯が足首の動きを制限するのですが、すでにゆるんでいるため、いつでも捻挫しやすい状態です。

足首がゆるんでいると、つま先が上がりにくくなり、つまずきやすくなります。足の筋力の低下にともなって、どんどんつま先が上がらなくなっていきます。

若いうちは多少つまずいても反射神経がよく対応できますが、やがて転倒してしまう恐れが大きくなります。先にも述べましたが、高齢になってからの骨折は、要支援・介護の入り口になりかねません。

●変形性膝関節症

足首のゆるみからO脚になり、重心のかかり方のバランスが崩れて変形性膝関節症を発症することが多いことはくり返し述べました。

足首が傾いたり、ぐらついたりしている状況は、体を支えるうえでバランスが悪く、不安定です。そのため、足首以外の関節・膝・股関節・腰などの関節で調整するしかなくなります。関節、靭帯、筋肉などの組織に負担がかかることもあり得ます。そのひずみが股関節にひびいて疾患になることもあるのです。

なぜ、こうも足首のゆるみがさまざまな不調を呼ぶのでしょうか。その理由は、足が自分の体の重さを支えているからです。たとえば、自動車のタイヤの大きさが左右で違っていたらどうでしょう。ハンドル操作でなんとかまっすぐ走れるかもしれませんが、そのひずみは必ず自動車の各パーツにひびき、あちこちで故障が発生するでしょう。地面と設置するパーツが安定しないというのは、それと同じことなのです。

13

足首が原因で起こる痛みのメカニズム

人はなぜ歩けなくなってしまうのか――その原因を述べてきましたが、足首のゆるみが原因となって神経がダメージを受ける痛みについて、もう少し説明を加えます。

44ページで原因⑤としてあげた神経の圧迫と、46ページであげた神経の牽引についてです。この2つには、センサーに相当する末梢神経が、押されたり、引っぱられたり、なんらかの原因でダメージを与えられて、その末梢神経の経路に沿って痛みを感じているという共通点があります。このような痛みのことを総称して、**「神経痛」**といいます。

とくに、坐骨神経という末梢神経に沿って生じる痛みは、**「坐骨神経痛」**と呼ばれています。

あらゆる神経痛には、ダメージを受けた箇所より末端側にはしびれが生じ、中央側には痛みが生じやすいという共通の特徴があります。

しびれや痛みのしくみ

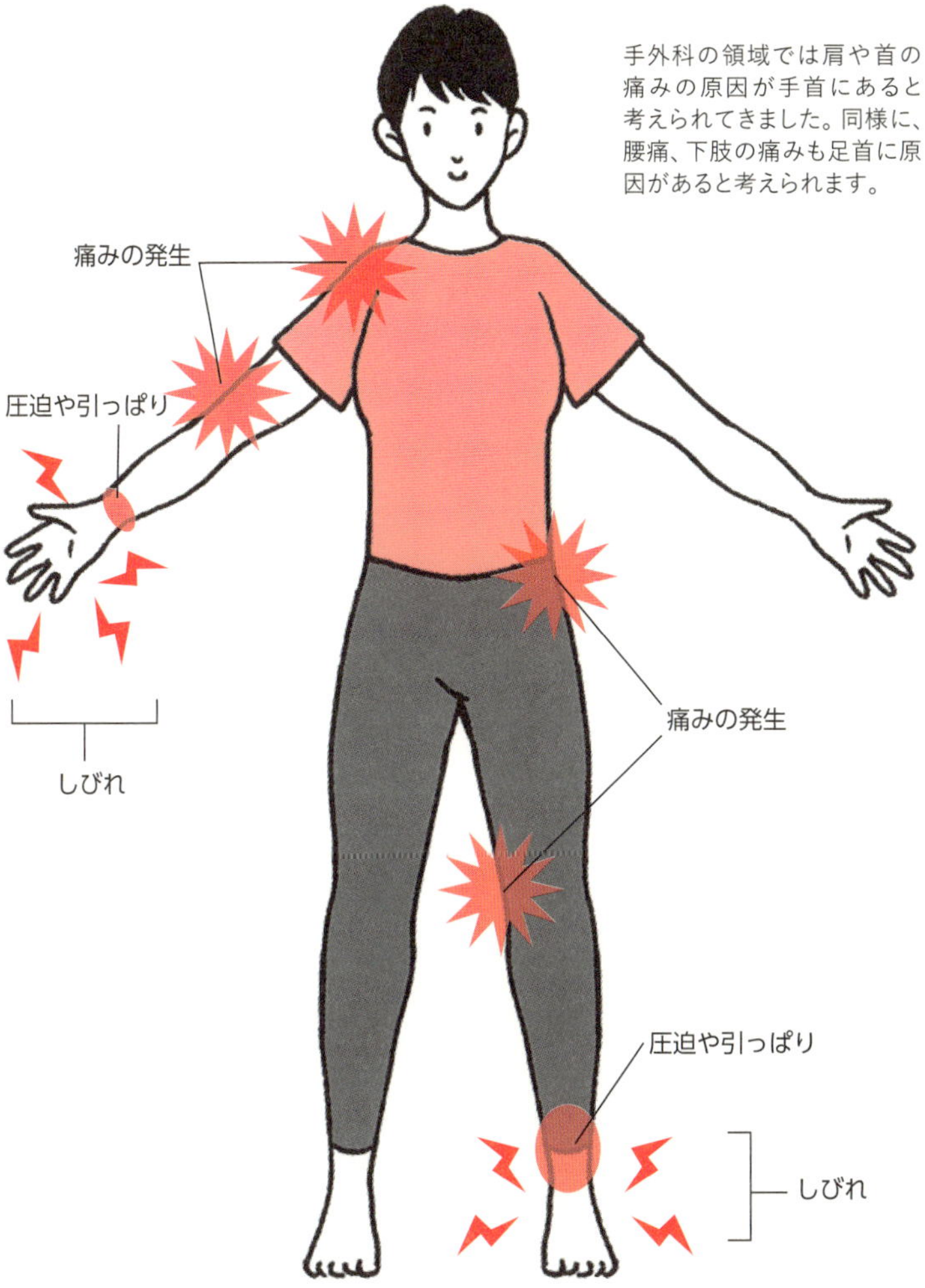
手外科の領域では肩や首の痛みの原因が手首にあると考えられてきました。同様に、腰痛、下肢の痛みも足首に原因があると考えられます。
痛みの発生
圧迫や引っぱり
しびれ
痛みの発生
圧迫や引っぱり
しびれ

では、原因⑤の神経の圧迫、足根管症候群を例に、その「痛みのメカニズム」を説明していきます。

足首近くのせまいトンネル足根管で末梢神経（坐骨神経から枝分かれした後脛骨神経）が圧迫されてダメージを受けました。このとき、圧迫された箇所（足根管）より体の末端側、つまり足裏や足先でしびれが発生します。

正座をして足がしびれると、足先は感覚がなくなりますよね？　あれを思い出してもらうとわかると思います。圧迫によってダメージを受けた箇所があると、それより先には感覚が伝わらない。それがしびれです。

その一方、痛みは、ダメージを受けた箇所より体の中央側に出ます。**実際に痛めつけられている場所とは関係のない場所が痛くなる**のです。

これはふだんの生活ではないことなので、なかなか想像しにくいかもしれませんが、イメージとしてはこんな感じです。「事故現場」からは痛いという感覚を伝えることができなくなってしまったので、その代わりに「異常信号」を中央側に送ります。そしてその異常信号をたまたま感知できた場所があると、その場所が代わりに痛くなるのです。

具体的には、膝や大腿、お尻などに痛みが出るのですが、痛む場所にはなんの問題もありません。痛みの信号を受信して、原因箇所の代わりに情報を伝えただけです。

坐骨神経は非常に長い神経で、足首で発生した神経のダメージが、お尻で感知されてもなかなか結びつかないのは、無理もないことです。

末梢神経をふだんからあつかっていない整形外科医だと、こうした事実に思い当たらず、誤った見立てで診察してしまうことがあるようです。

じつは、坐骨神経痛を多くとりあつかっている整形外科医でも、足首のゆるみが原因となる坐骨神経痛の存在に気づいていない人が数多くいて、「原因不明の坐骨神経痛」として、治ることのない「治療」を行っている場合があるのです。私の診察室には、そのような患者さんが数多くいらしています。

私も学会で論文を発表したり、一般書を出版したりして、ひとりでも多くの患者さんや医師に、「足首が原因の坐骨神経痛」があることを発信しています。

神経痛は、原因が明らかで治療方法もある病気です。原因不明としてほぼ放置されて、歩行困難になってしまうようなことは避けてほしいと願っています。

14

神経のダメージは1日1ミリずつ回復する

足首の神経にダメージを受けていると見抜くことができず、適切な治療を行わないでいると、坐骨神経痛の痛みが強くなったり、痛みの範囲が広がったりしてしまいます。

原因をそのままにして、長時間にわたって高い負荷の運動を行ったり、連続して何日もくり返したりしていると、症状がより悪化しかねません。

とはいえ、歩くこともせず、ただひたすら安静に努めるというのも考えものです。そもそも、移動することなく生活すること自体が困難です。

また、安静にしようとしてできるだけ痛みを感じない姿勢を保とうとすると、本来動かさなければいけない関節を動かさないことで、関節が硬くなって可動域がせまくなったり動かなくなったりする「関節拘縮」が起こってしまう恐れがあります。

無理に運動しても、逆に動きを制限しても、悪ければ歩行困難になってしまうのです。

でも大丈夫です！

足首の神経障害による坐骨神経痛であると、**正しい原因を特定できれば、打つ手はあります。**次のパートでくわしく紹介していく改善方法を実践して、神経障害が大きくならないように対処しましょう。

そして、原因と結果をよく分析して、再発を防止しましょう。神経障害の原因を取り除けば、保存療法で症状を改善させることも十分期待できます。もちろん、さらなる根本治療をめざして、手術を検討したり、対症療法を活用して日々の暮らしの質を上げたりするのもいいでしょう。

ただし、神経のダメージが回復に必要な時間は、1日1ミリと言われています。たとえば傷んでいる範囲が30センチメートルであれば300日、およそ10カ月を要するということです。ダメージを受けている時間が長ければ長いほど損傷箇所の長さも伸びていきますので、覚悟を決めて取り組みましょう。

なによりも、できるだけ早く改善に着手することが重要です。

Part2

まとめ

▶「週3日以上8000～12000歩歩く人は死亡率が下がる」という調査結果がある。

▶年齢とともに歩数が少なくなっていくので、積極的に歩くようにしたい。

▶関節の痛み、筋力の低下、肥満などが原因で歩けなくなることがある。

▶足首のゆるみが原因で、変形性膝関節症になることがある。

▶足首のゆるみが原因で、神経が圧迫されたり、牽引されたりして歩けなくなることがある。

▶神経が足首で損傷しても、離れた膝やお尻、腰が痛くなることがある。

▶足首のゆるみは「慢性足関節不安定症」といい、過去の捻挫が原因である。

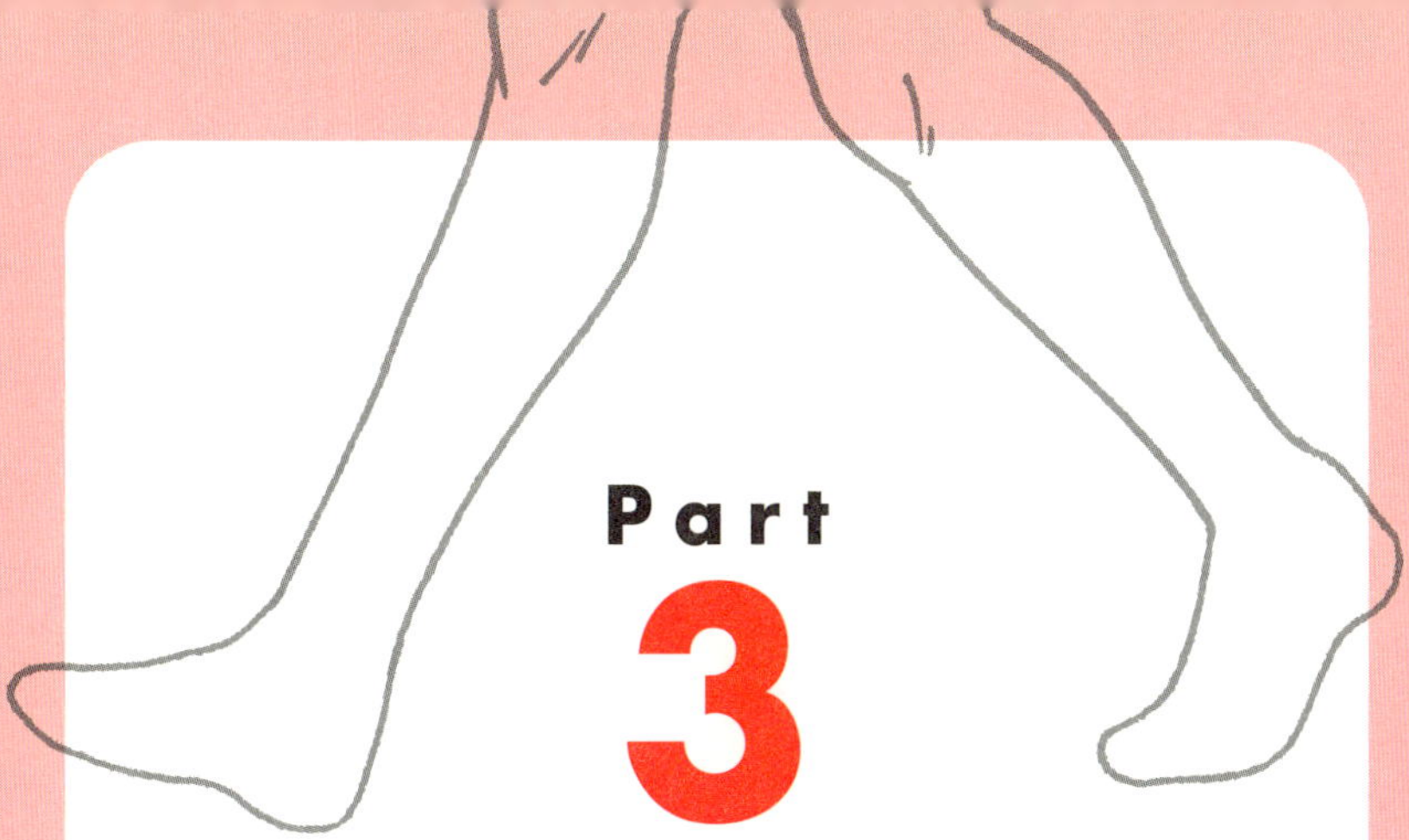

Part 3

実践編

100歳まで自分で歩ける「足づくり」

15 テーピングで足首のゆるみを正す

前章では「歩けなくなる原因」をみてきました。足首のゆるみが諸悪の根源である理由を理解してもらえたと思います。ここからは、それを克服するための具体策を紹介していきます。

まずは、その柱となる**「足首テーピング」**です。ここではなぜ足首テーピングが有効なのか、その理由をお伝えします。

足首テーピングをする第1のメリットは、**慢性足関節不安定症（足首のゆるみ・ぐらつき）を改善できること**です。捻挫によって伸びてしまった前距腓靭帯の機能をテーピングで補うことで、足首の捻挫ぐせが改善できます。

第2のメリットは、**足首のポジションを矯正できること**です。悪い足首のポジション、つまり、足首が傾いて神経を圧迫したり牽引したりしている形から、バランスのいい形に

テーピング（右足首）ビフォー＆アフター

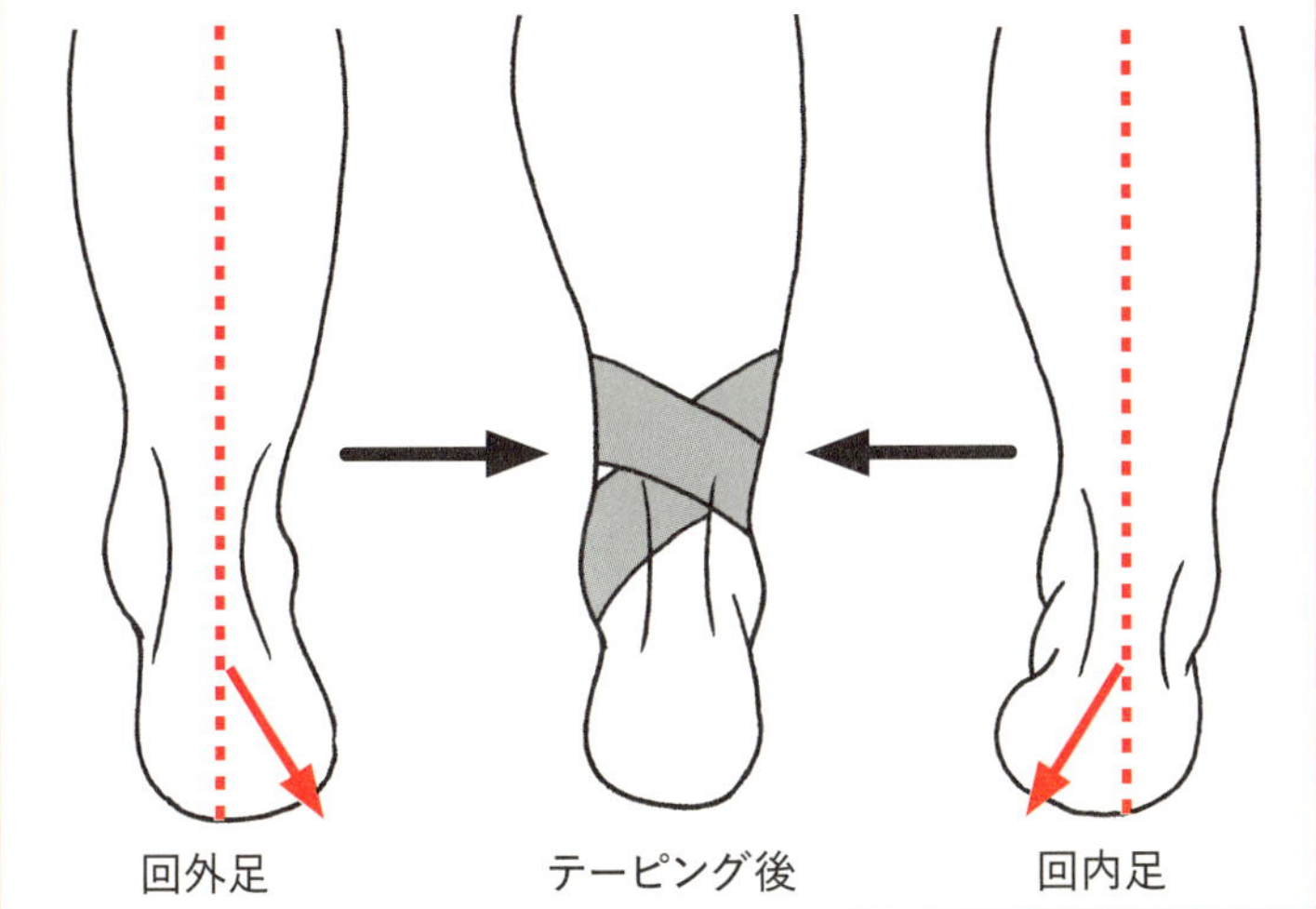

整えることができます。さらに、O脚の改善も期待できるのです。

第3のメリットは、**ウォーキングなどの運動療法が可能になること**です。テーピングを施すと、関節が固定されるのと同時に、ほどよく動かすことができるようになります。足の使い方を意識して歩くことでバランスが整い、足首が機能的な形に落ち着いていきます。

足のポジションのバランスが悪いまま運動しても、効果はありません。足首テーピングをすれば、健康的で効果的なウォーキングを実践できるようになるのです。

16 足首関節の適切な可動域とは

関節というものは、簡単にいうと「骨と骨がつながっている部分」で、骨を動かすことで体の動きを支えています。足首の関節は、基本的に蝶つがいのような関節です。そこに臼のような関節が複合しているため、微妙な動きが可能になっています。

足首関節の動きには、専門的な呼び方があります。次ページのイラストに、足関節の動き方と適正な可動域を示しています。

足先を上げ下げする**「底屈《ていくつ》・背屈《はいくつ》」**、かかとを中心に足先を親指側に回転させたり、小指側に回転させる**「内転《ないてん》・外転《がいてん》」**、親指が浮くように傾けたり、小指が浮くように傾けたりする**「内《うち》がえし・外《そと》がえし」**、それらを組みあわせた**「回外《かいがい》・回内《かいない》」**があります。

注意点として、底屈と内がえしは、前距腓靭帯を伸ばしてしまう動きなので、無理はしすぎないように心がけましょう。

足首関節の可動域

底屈《ていくつ》（30～50度）

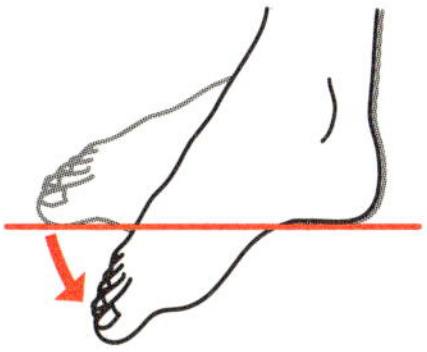

背屈《はいくつ》（20～30度）

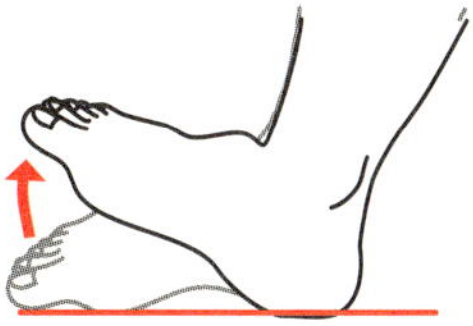

内転《ないてん》（15～25度）

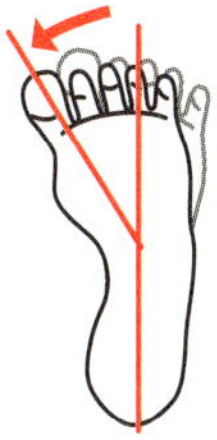

外転《がいてん》（5～15度）

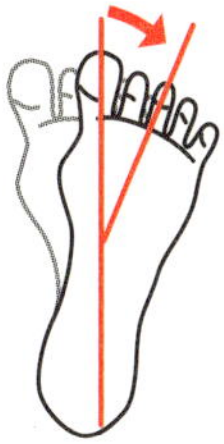

内《うち》がえし（30度）

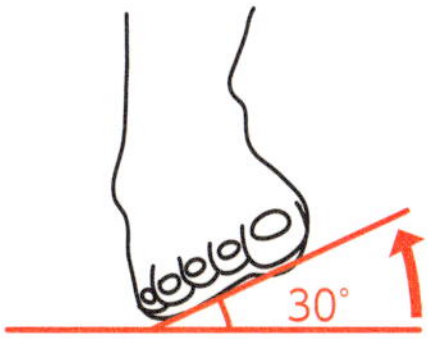

外《そと》がえし（20度）

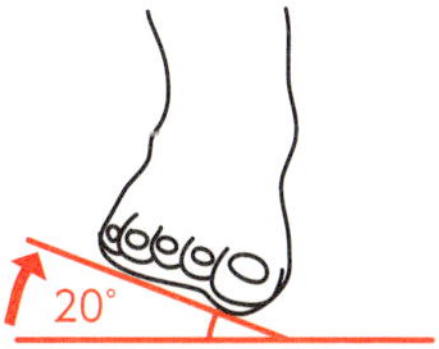

回外《かいがい》

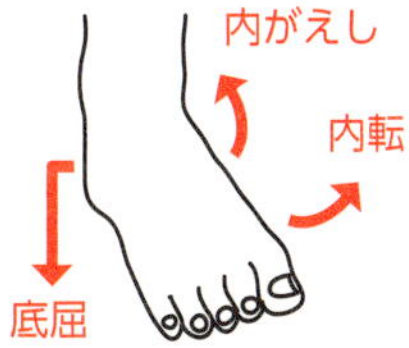

回内《かいない》

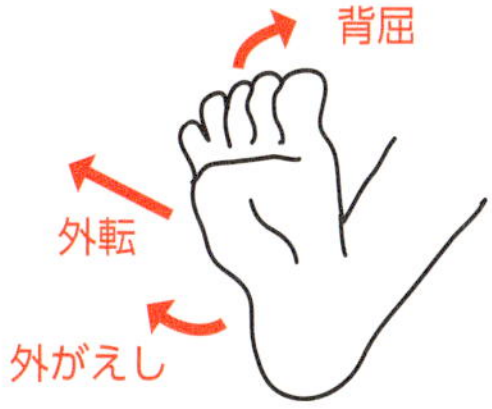

関節としての可動域はある程度ありますが、背屈以外はあまり動かしすぎないほうが靭帯のためにもよいので意識しましょう。

17

足首テーピングで意識したい3つの部位

足首テーピングの機能は、骨の結合をコントロールしている靭帯の役割を補完することにあります。

それにより、**バランスのいいポジションで足首を固定し、神経の圧迫と牽引を取りさる**のが、足首テーピングの目的です。

テーピングするときに意識したいのは、次の3つの部位です。

❶**前距腓靭帯（ATFL）**：固定によって捻挫ぐせが抑えられているか。

❷**足根管**：かかとの周辺が窮屈になって、神経の圧迫がないか。

❸**浅腓骨神経**：足首が傾くことなく固定できて、神経の牽引がないか。

これらの目的をクリアできるような固定方法や、固定力の強さが必要となります。

テーピングで意識する3つの位置

❶ 前距腓靭帯と足首を固定する位置

テーピングで、伸びている靭帯を固定することができます。

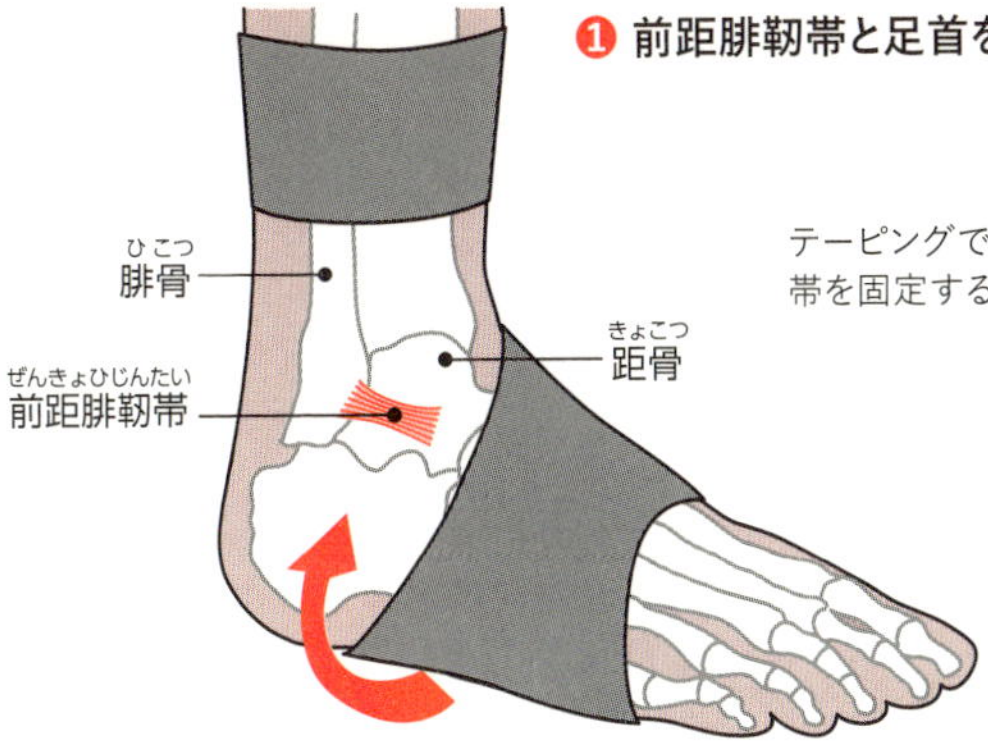

❷ 足根管と三角靭帯を固定する位置

三角靭帯と屈筋支帯が伸びすぎることを予防し、伸びている靭帯を固定します。足根管のトンネルを正しい形に調整する効果も期待できます。

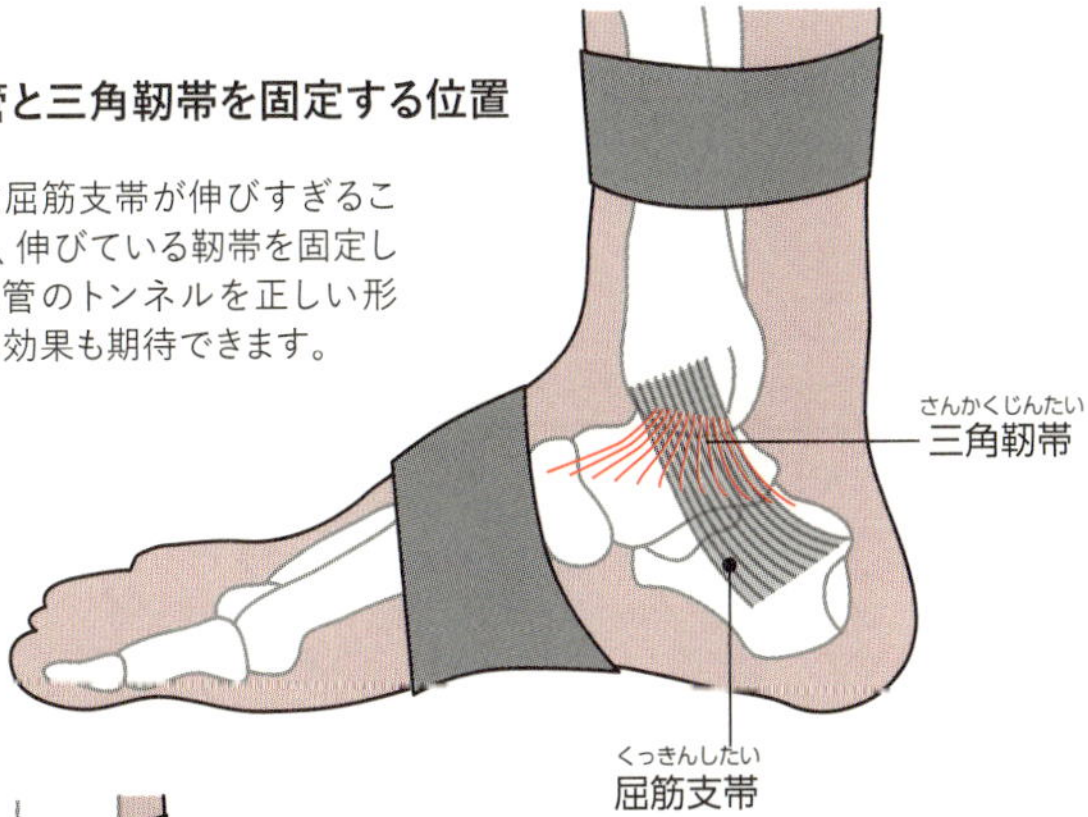

❸ 浅腓骨神経を固定する位置

浅腓骨神経は足の甲にしびれを引き起こします。靴ひもを強く結びすぎた場合でも起こることがあるため注意が必要です。

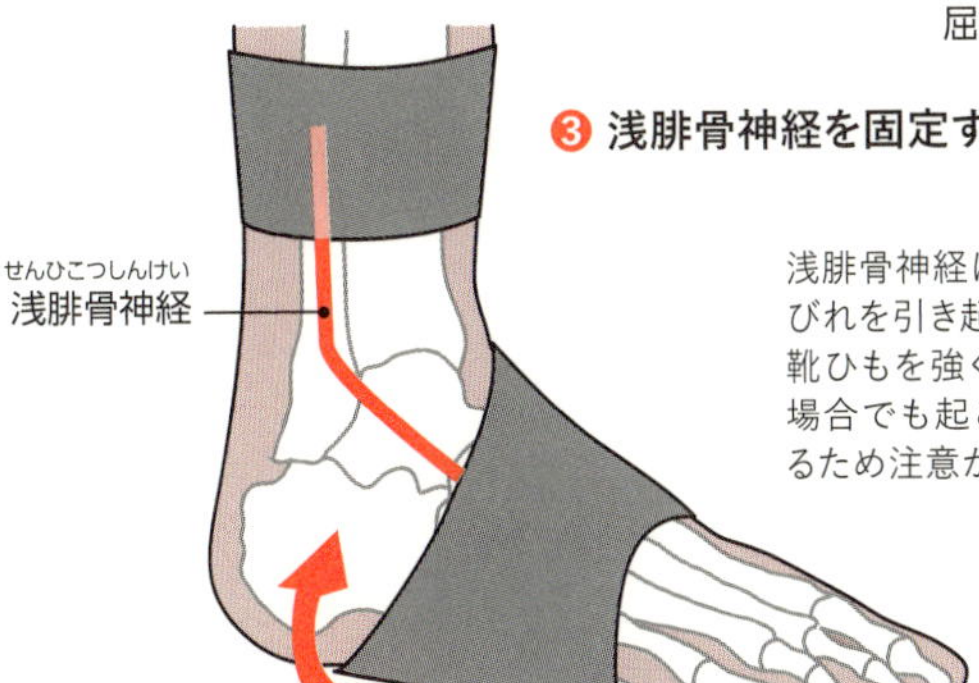

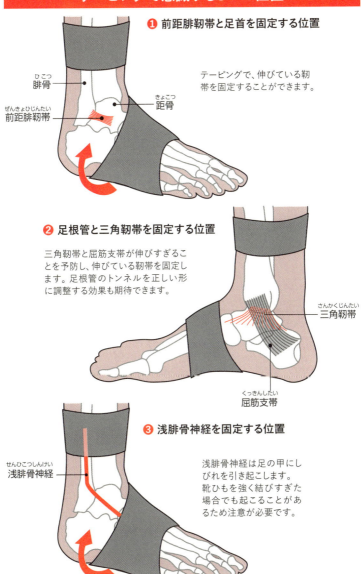

18 足首テーピングの種類と選び方

「テーピング効果」が期待できるものには、次のようなものがあげられます。

❶**テーピングテープ**（伸縮するタイプ。非伸縮タイプは不向き）：巻き方で固定力を調整できます。巻くのにコツが必要です。使い捨てなので、長期間つづける場合はコストが高めです。粘着テープなので、かぶれる人はNG。

❷**包帯**（伸縮包帯または弾性包帯）：弱めですが、巻き方で固定力を調整できます。巻くのにコツが必要ですが、やり直せます。くり返し使えるので、コストは安く済みます。

❸**サポーター（ベルトタイプ）**：巻き方で固定力を調整できます。巻くのは簡単で、購入時の金額は高めですが、くり返し使えます。強く固定できる分、やや分厚くなりやすいです。

❹**サポーター（はくだけタイプ）**：靴下のようにはくだけで済みますが、固定力に限界があります。❸よりは金額が安めのものが多く、くり返し使えます。

さまざまなテーピングの種類

1

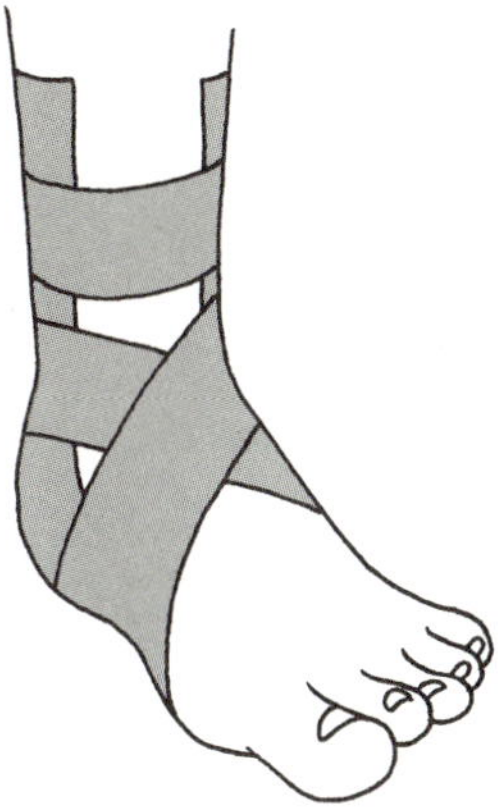

2

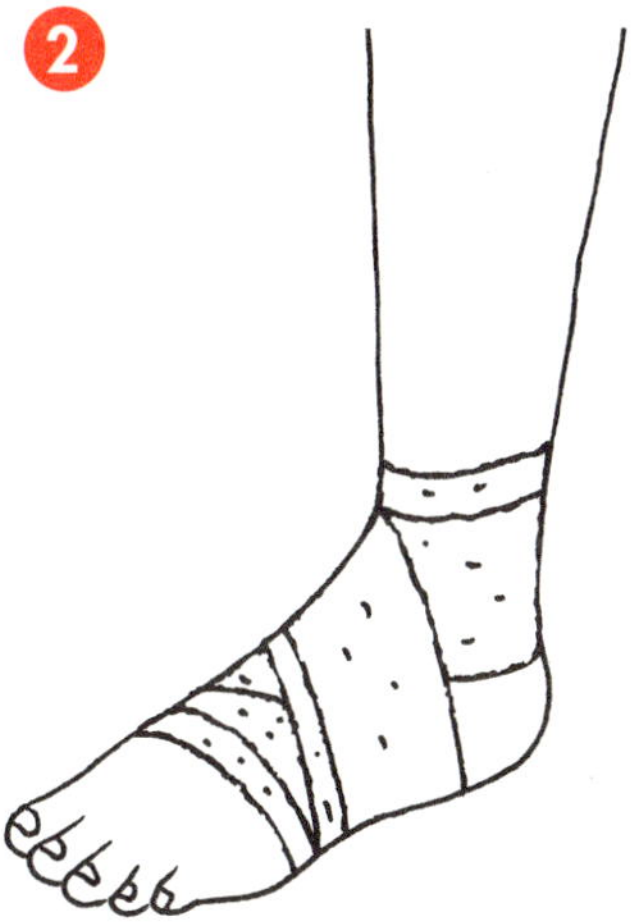

3

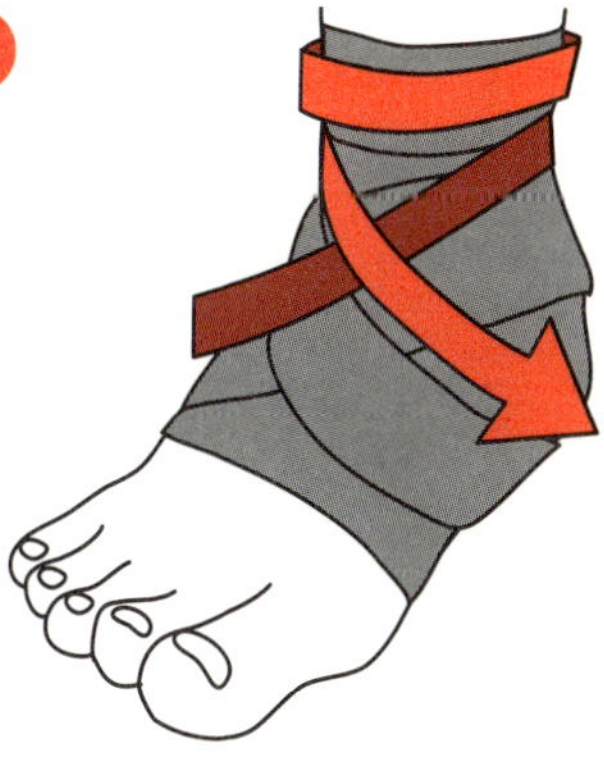

比較的固定力が強く、はくタイプとテーピングをあわせた効果が期待できます。

4

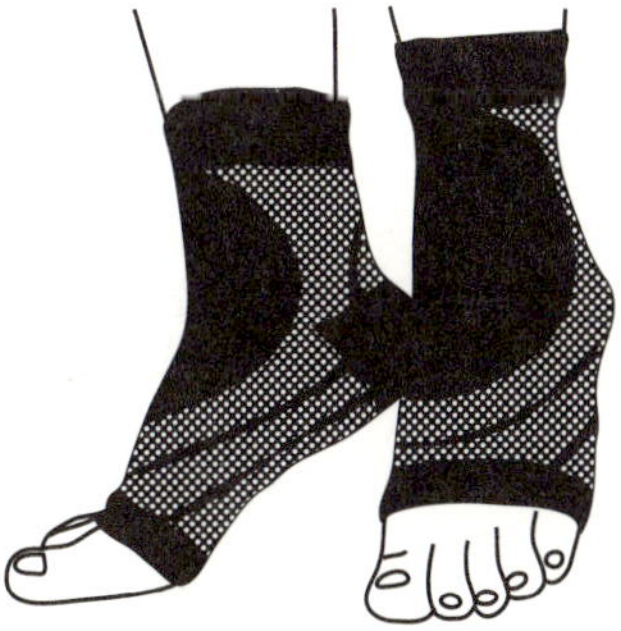

弱めのタイプですが、はくだけで効果が実感できます。

19

おすすめの足首テーピング①

テーピングテープ

では実際に、足首テーピングをやってみましょう。まずはテーピングテープです。巻き方にはコツが必要です。慣れるまでは左ページの図を参照してください。

足首の固定には、35ミリ幅で伸縮性のあるテープが適しています。テープは慣れれば手首のスナップでスパッと切れるようになりますが、もちろんハサミを使って切ってもかまいません。

慣れるまでは引っぱる力の加減が難しいかもしれません。固定力が弱すぎたり強すぎたりしたときは、はがしてやり直しましょう。

運動をして汗をかいたら、運動後には貼り替えましょう。そうでなくても、少なくとも1日中、貼りっぱなしにすることは避けましょう。

テーピングテープの巻き方

1 足首を90度に曲げ、35ミリのテープを親指側のふくらはぎの下を起点に、かかとを通って、小指側に回します。

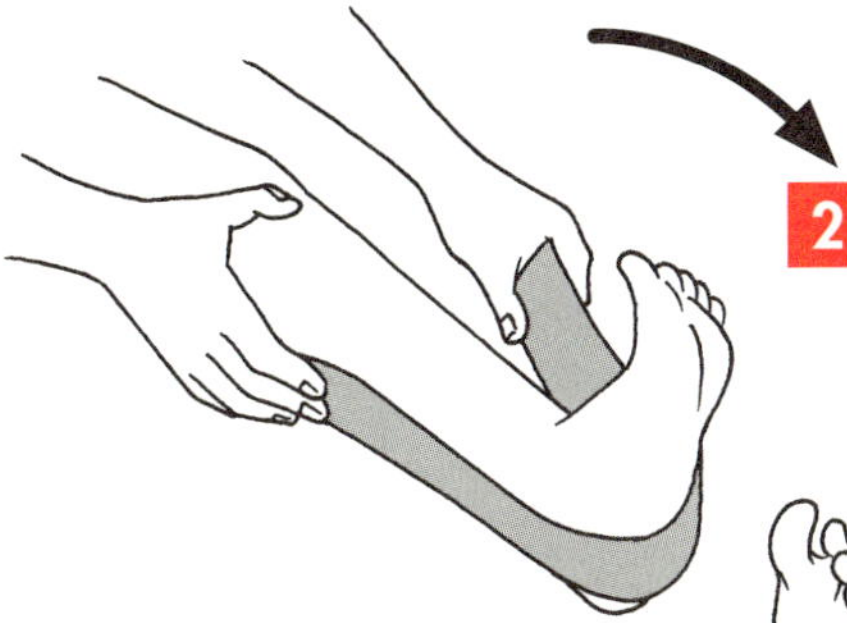

2 小指側も親指側とほぼ同じ長さになるように切って、小指側を強く引っぱり上げながら肌に貼り付けていきます。

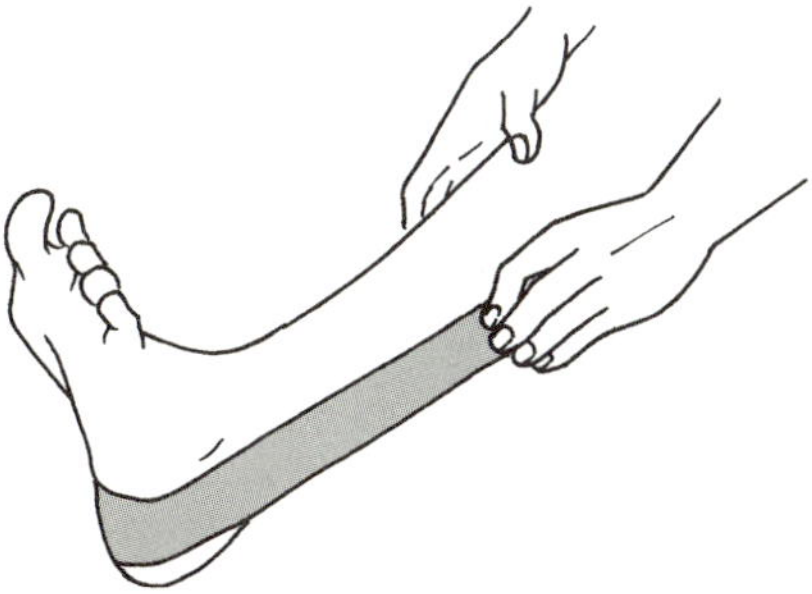

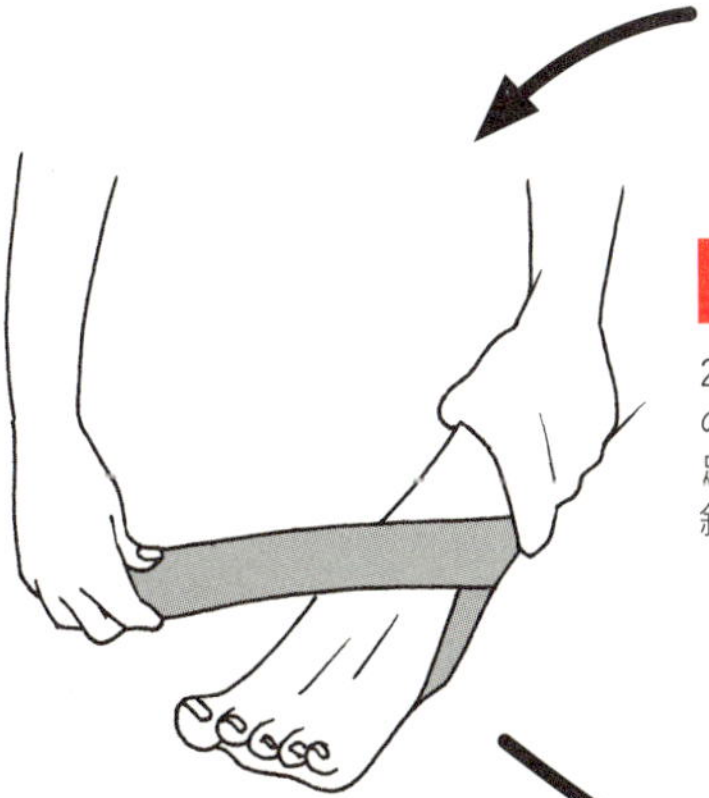

3 2本目のテーピングテープは、小指側のアキレス腱の上あたりを起点に、足首前面の曲がるところを通るように斜め下へと貼り付け足の裏に回します。

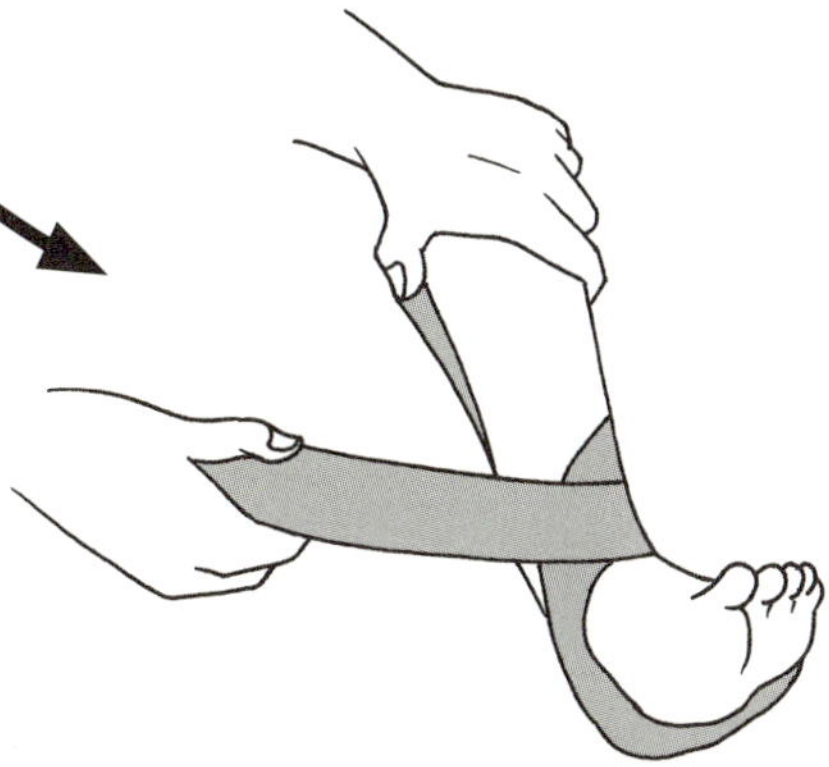

4 土踏まずを通って足首の曲がるところで交差させアキレス腱の上あたりまでの長さで切り、引っぱりながら貼り付けたら完成です。

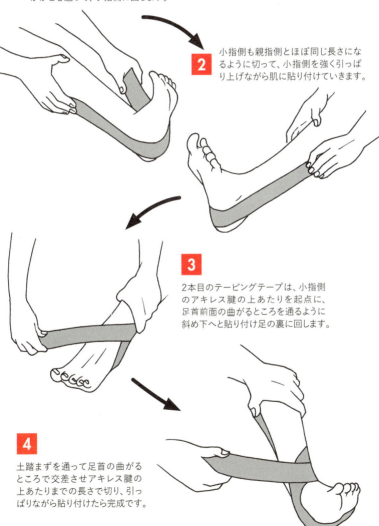

20

おすすめの足首テーピング②
包帯

次に包帯による「足首テーピング」です。

包帯は昔から変わらずに使われていることからも、あつかいやすく経済的で効果が高いことがわかります。

やはり少々コツが必要ですが、左ページの図を参考にしながら、巻いてみましょう。なんどでもやり直せるので気楽にできます。

包帯を巻く向きは、足の甲の上で小指側から親指側を通るようにします。これは小指側を引き上げ、親指側に力が入るようにするためです。

強く引っぱるのではなく、巻き重ねることで固定力をアップさせていくイメージで巻いていきましょう。

包帯の巻き方

1

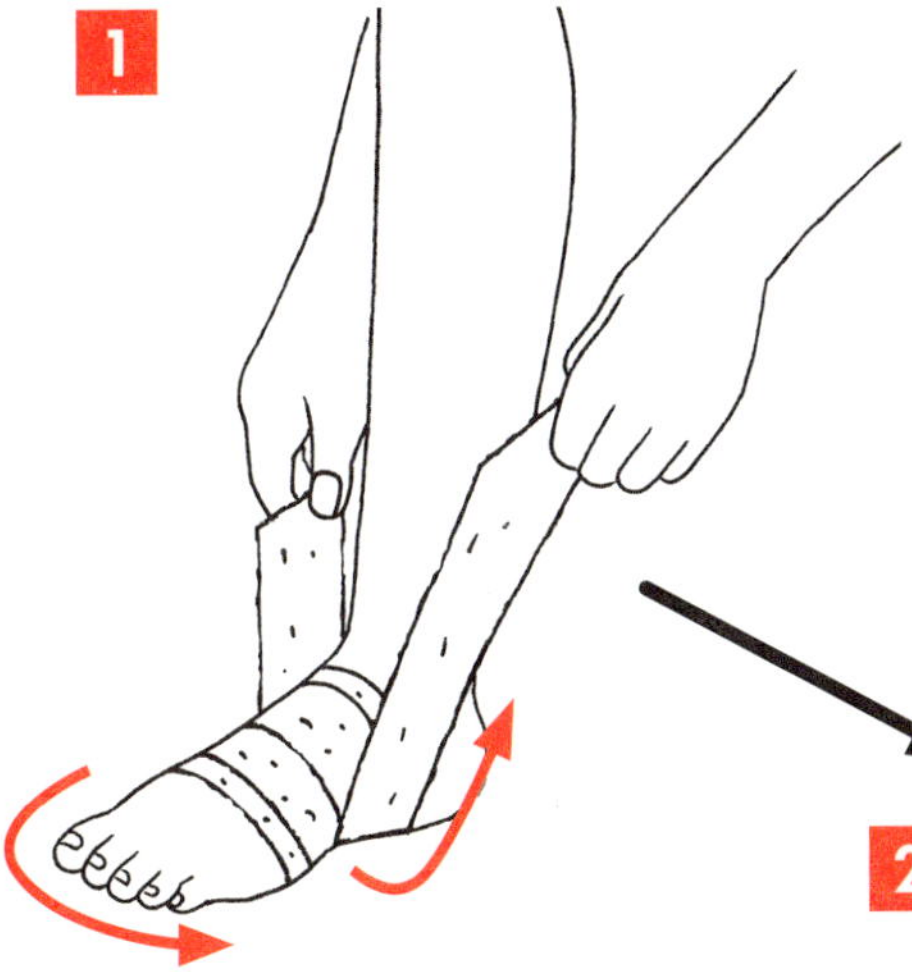

①足首を90度に曲げ、足の甲を起点に、内側の土踏まずから足底を外側に通って1〜2周巻きます。

②土踏まずから甲に上がったところ、小指側から足首の曲がるところを通って、アキレス腱の上へ引き上げます。さらに足首の曲がるところを通って土踏まずに戻る「8の字」に巻きます。

2

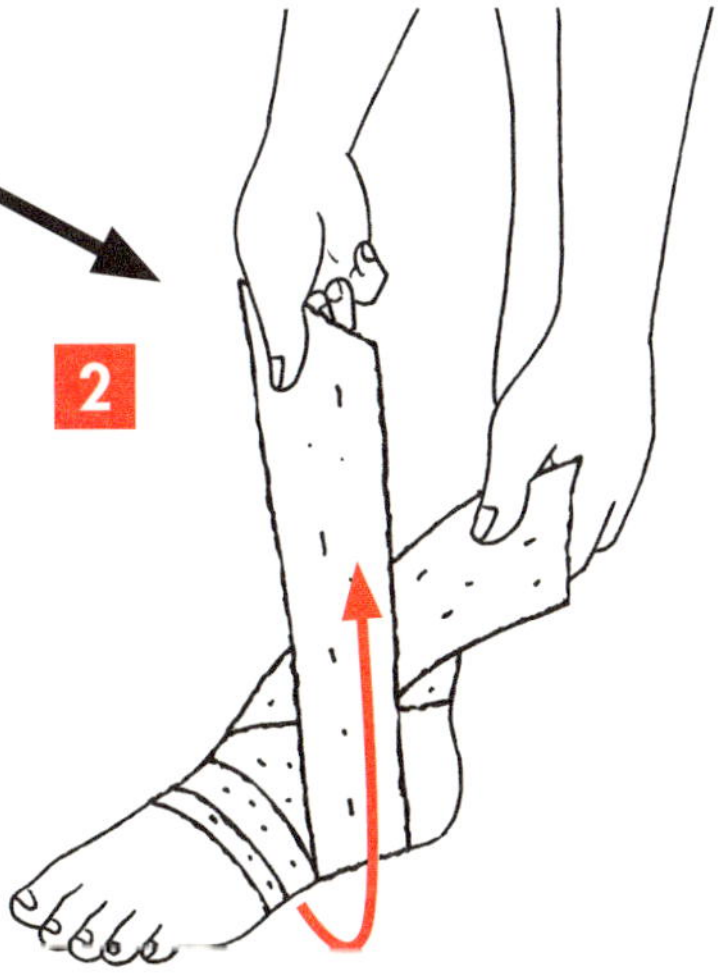

3

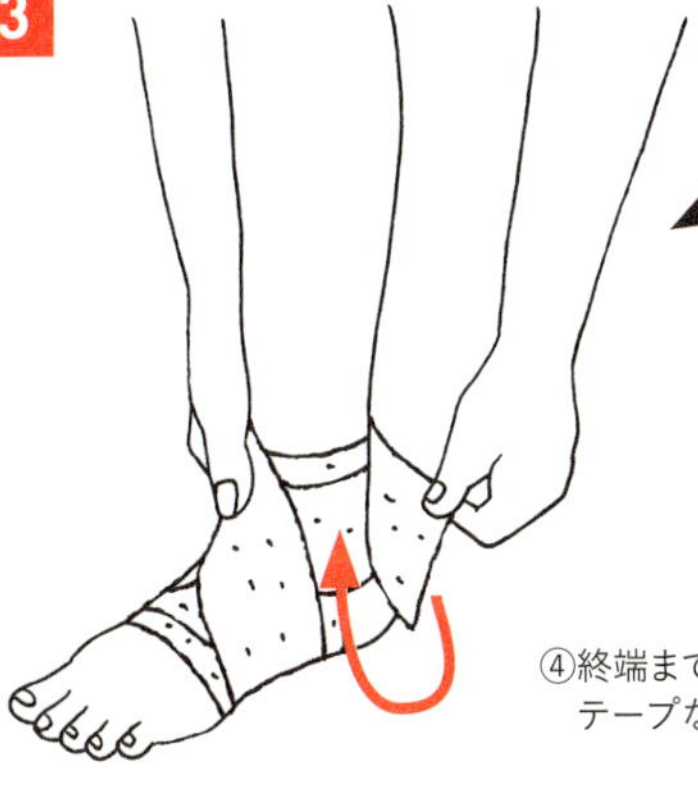

③8の字を重ねるように巻きます。少しずつずらすのもOK。

④終端まで巻いたら包帯止めやテープなどで留めます。

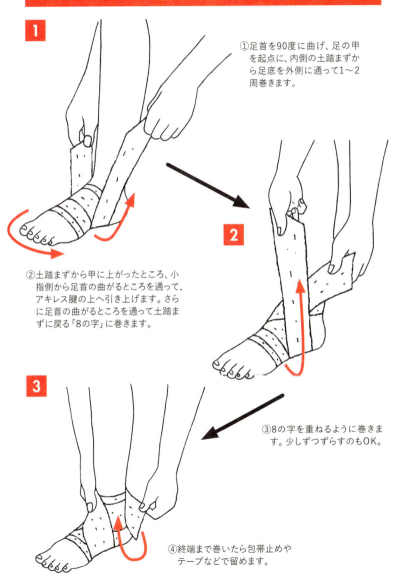

21

おすすめの足首テーピング③

サポーター

既製品である**サポーターは、装着が簡単なところが魅力**です。とくにはくだけのタイプのものや、はいたうえで前距腓靭帯の役割をするベルトを巻き上げるタイプなどは、説明書をみなくても装着できるのではないかと思います（注意事項なども書かれているので、説明書はよく読んでください）。

ベルトがあるタイプのものの多くは、面ファスナーで締めて固定力を調整できるようになっています。ほかの足首テーピングと同じように、強く締めすぎないように気をつけましょう。

左にバンテージタイプのサポーター（包帯の機能を簡略化した1本タイプのサポーター）の巻き方を説明します。基本は包帯の巻き方と同じです。

1本タイプのサポーターの装着方法

1

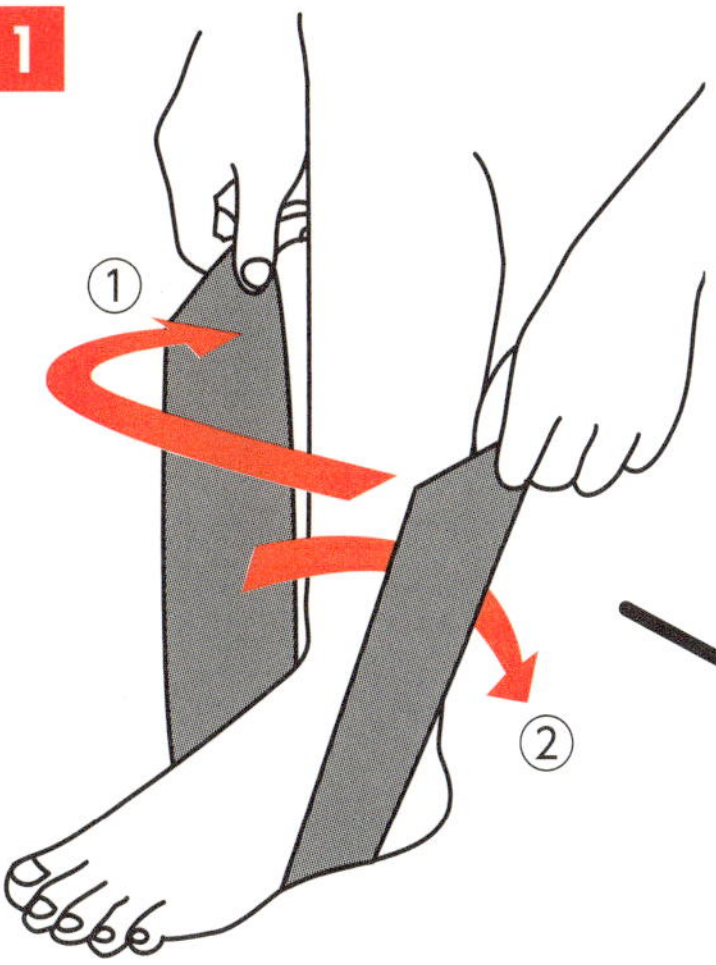

足首を90度に曲げ、土踏まずのところでサポーターを踏んで、左右が均等になるように位置をあわせます。

2

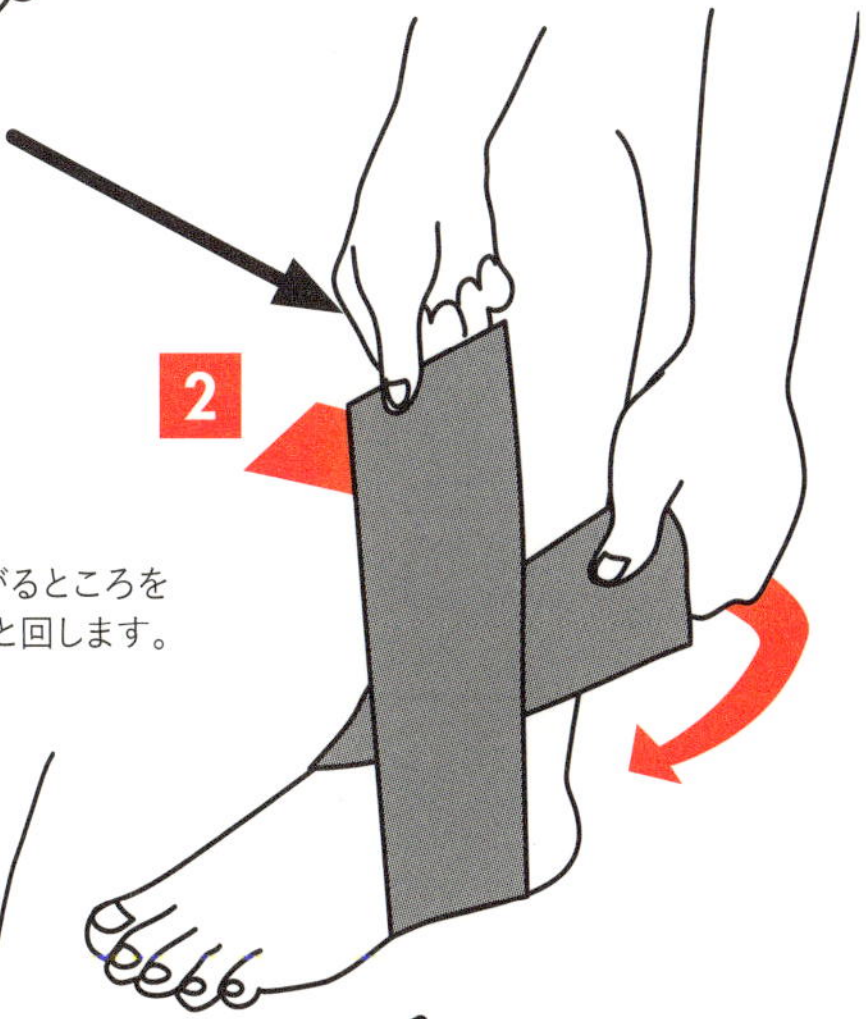

親指側の端を足首の曲がるところを通ってアキレス腱の上へと回します。

3

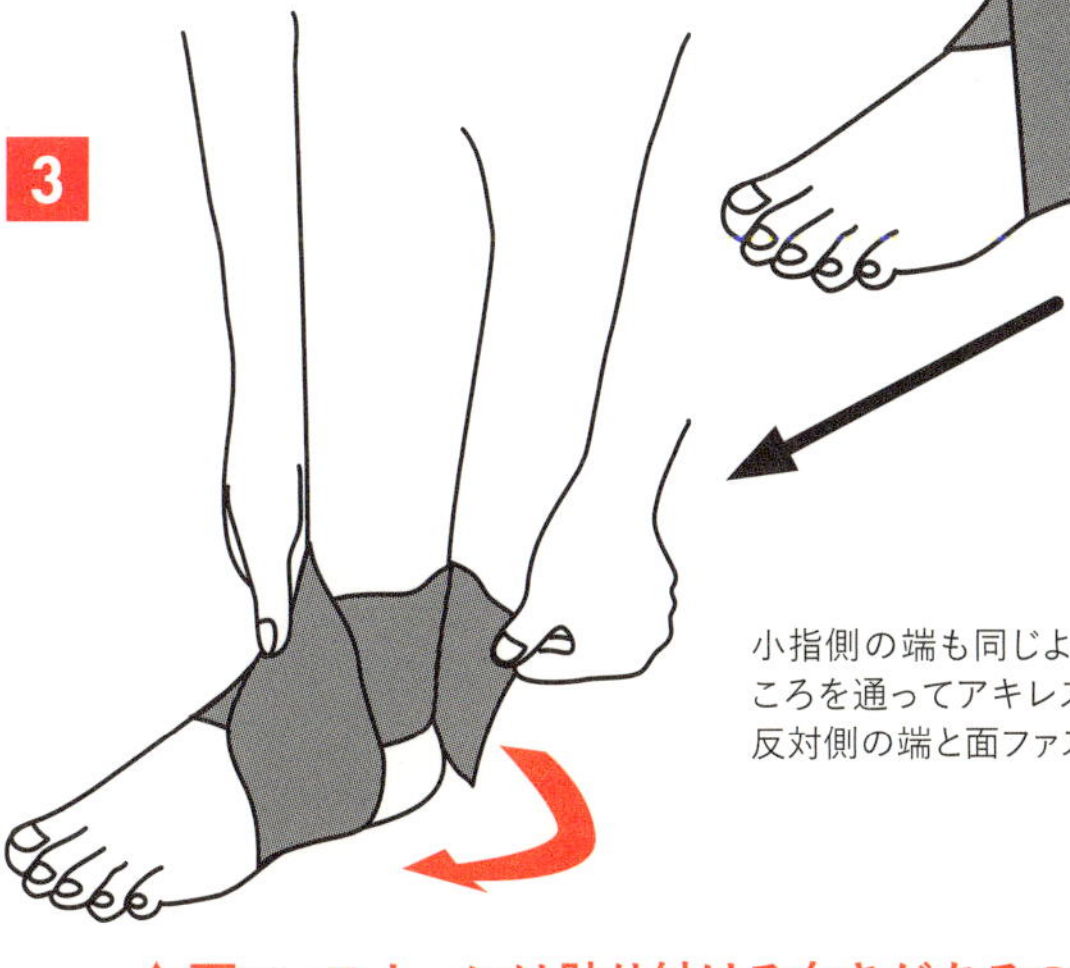

小指側の端も同じように足首の曲がるところを通ってアキレス腱の上へと回して、反対側の端と面ファスナーで固定します。

⚠面ファスナーには貼り付ける向きがあるので、上記のやり方で貼りつくように向きをあわせましょう。

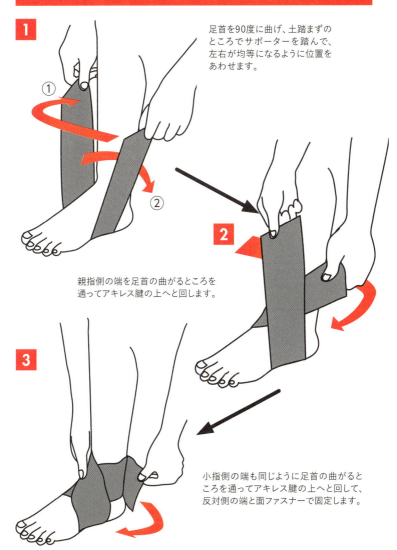

22 足首テーピング開始時に注意すべきポイント

装着に慣れるまでは、次の各点に注意して足首テーピングを行ってください。

❶足首のポジションを確認する

足首テーピングを装着したら、立ち上がって足首を確認します。このとき、足の裏全体でバランスよく地面を踏めているか、足首が傾いていないかをチェックします。

❷不快感があれば使用を中止する

次に、母趾球《ぼしきゅう》（親指の付け根）に力を入れるのを意識しながら歩いてみましょう。締めつけすぎて歩きにくいと感じたら、巻き直して調整してください。たとえば、足首のポジションが「なんとなく楽になった」、または「イヤな感じはしない」と思える状態であればOKです。

もし、異常や不快感を感じたら、すぐに使用をやめて、別の足首テーピングを試してみましょう。また、テーピングテープの粘着面にかぶれる場合も、すぐに使用を中止してください。

❸締めつけすぎに注意

固定することで足が楽に感じるかもしれませんが、締めつけすぎると血流が悪くなり危険です。足首を圧迫しすぎると、筋膜（筋肉を覆う薄い膜）や筋肉が神経と癒着してしまい、体の不調の原因にもなりかねません。ほどよい固定感にとどめておきましょう。

❹過信しないように

足首テーピングは、あくまでも「靭帯の機能を補完する」働きを期待して行うものです。ケガをしたプロアスリートが関節を固定するようなテーピングとは違うので、過信は禁物です。テーピングしていたとしても、強い負荷がかかる運動は避けて、まずは歩くことから始めてください。

また、足首テーピングは、足首のゆるみによる捻挫ぐせの矯正には効果が期待できますが、捻挫の治療をするための装具ではありません。捻挫などのケガをした場合は、まず整形外科を受診しましょう。

23 足首テーピングをしてウォーキングしてみよう

さあ、足首テーピングの初期チェックが終わりました。いよいよ100歳まで自分の足で歩けるように、レッツ・ウォーキング！　です。

ケガのリスクが非常に低く、健康へのリターンが非常に大きいウォーキング。これほど優れた運動はありません。

歩き方については、それほど難しく考える必要はありません。ポイントはバランスよく歩くこと。次の3つを意識しましょう。

❶両足の裏を意識する

両方の足の裏全体で、地面をつかみます。意識としては「ゲタの鼻緒」。親指と第2趾で鼻緒をつかんで歩いているのをイメージしましょう。

❷左右平行に均等に

つま先とかかとを結んだラインが左右ともまっすぐ進行方向に向かうように意識しましょう。つま先が開くでもなく、閉じるでもなく、平行なまま右左右左と運びます。

❸まっすぐな姿勢のまま

頭の位置と腰の位置を意識しましょう。頭のまっすぐ下に腰があるように。バランスのいい姿勢になり、ムダな力がかからなくなります。

3つのポイントをあげましたが、まずは①の「ゲタの鼻緒」だけは意識しましょう。それができていれば悪い方向には進みません。②や③については、体の形状には個人差があるので、できなくても無理に行おうとする必要はありません。「健康とはバランス」ですから、できるだけうまくバランスをとって歩けていればOKです。

ただし、あきらめないことが一番大事です。足首テーピングの力も借りて、足首の傾きがなくなるように意識して歩くこと。

以上の3つのポイントをクリアできるように一歩一歩進んでいきましょう。いつか振り返ると、思わぬところまで進んでいることでしょう。

24

効果的な足マッサージ①
すねほぐしマッサージ

足根管で神経の圧迫がある場合に、それをやわらげ、つま先を上げやすくし、膝が曲がりやすくなるといった効果が期待できるマッサージを紹介します。

足関節は体と地面の接点に近い関節なので、全体重が乗っかります。足首にゆるみがあると歪みによって、足根管の形が崩れて、中を通る筋肉などと干渉して神経がダメージを受けてしまいます。

後脛骨神経は、足の指の筋肉の8割をコントロールしていて、圧迫があると足首から先がしびれたり、指を動かしにくくなったり、膝や腰などに痛みが生じたりします。

足根管では、圧迫により神経と筋肉に「癒着」が起きます。これは、後脛骨神経と、すぐ隣を通っている後脛骨筋（の腱）が、せまい足根管でぎゅうぎゅうに押されてくっついてしまうことをいいます。

後脛骨筋マッサージ

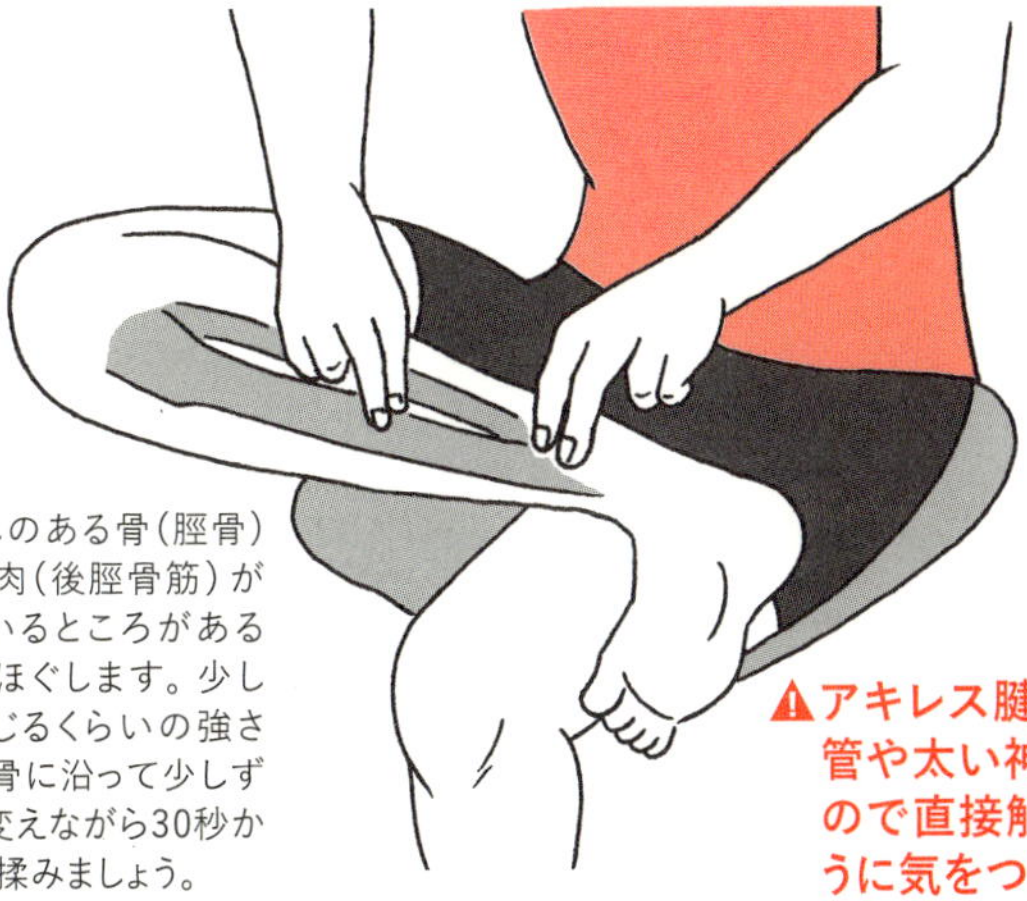

内くるぶしのある骨（脛骨）の上に筋肉（後脛骨筋）が付着しているところがあるので揉みほぐします。少し痛みを感じるくらいの強さでもOK。骨に沿って少しずつ位置を変えながら30秒から1分ほど揉みましょう。

⚠アキレス腱側には血管や太い神経があるので直接触らないように気をつける。

このマッサージでは、**癒着する筋肉をほぐすことで、間接的に足根管内の圧力を減らすこと**を目的としています。

内くるぶしのついているすねの骨（脛骨）に沿って、30秒から1分ほどグリグリと押して、ほぐします。

ちなみに、癒着した状態を解消することを、医師は「剥がす」「リリースする」といいます。マッサージ業界を中心に「肩甲骨はがし」や「筋膜リリース」といった用語を使っていますが、「看板に偽りあり」です。手術などの治療でなければ「剥がす」ことはできません。外からできるのは、揉みほぐす程度のことです。

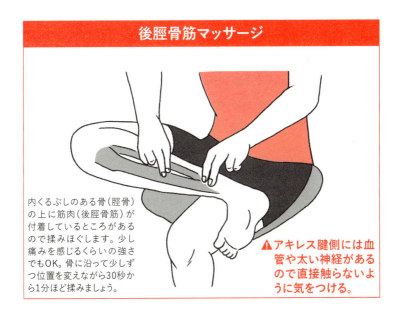

25

効果的な足マッサージ②

横のアーチを作る

人間は二足歩行するとき、全体重を足で支えています。そのため、足には「横のアーチ」「縦のアーチ」という構造が備わっていて、バネのように働いて衝撃を吸収しています。足首のゆるみなど、なんらかの理由でこのアーチが崩れると、外反母趾や扁平足になり、体を支えるのが難しくなってしまいます。

このマッサージでは、手で押さえて正しい「横のアーチ」の形を作ったうえで、ゆっくりと指の曲げ伸ばしをします。

足に心地よい刺激があるということでマッサージに分類しましたが、形やバランスを整えるという意味ではトレーニングやストレッチに近いものです。

横アーチを作ると、外反母趾をふくめ、すべての指が正しいポジションに収まります。

それを確認したうえで指を動かすところがポイントです。

横のアーチの作り方

1 座って、右足なら右手、左足なら左手で、上から親指と小指の付け根を握って横のアーチを作る。

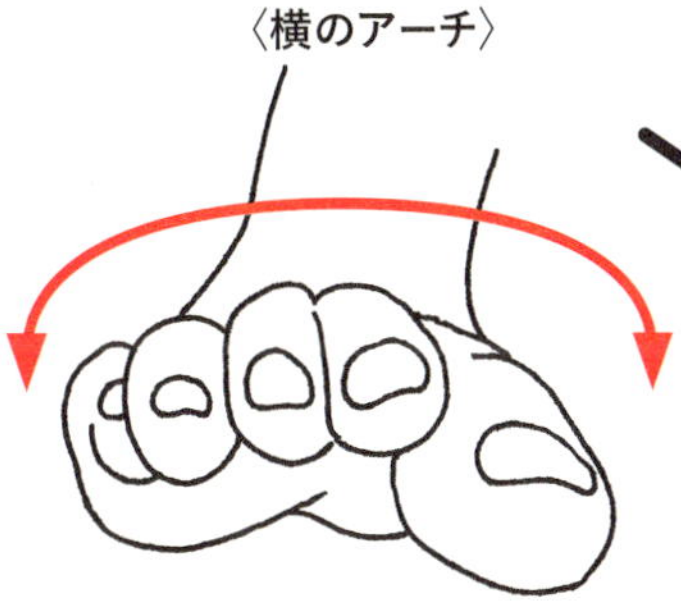

2 指がまっすぐ前を向いているのを確認しましょう。膝はイラストのように横にしても立てても問題ないのでやりやすいほうで行ってください。

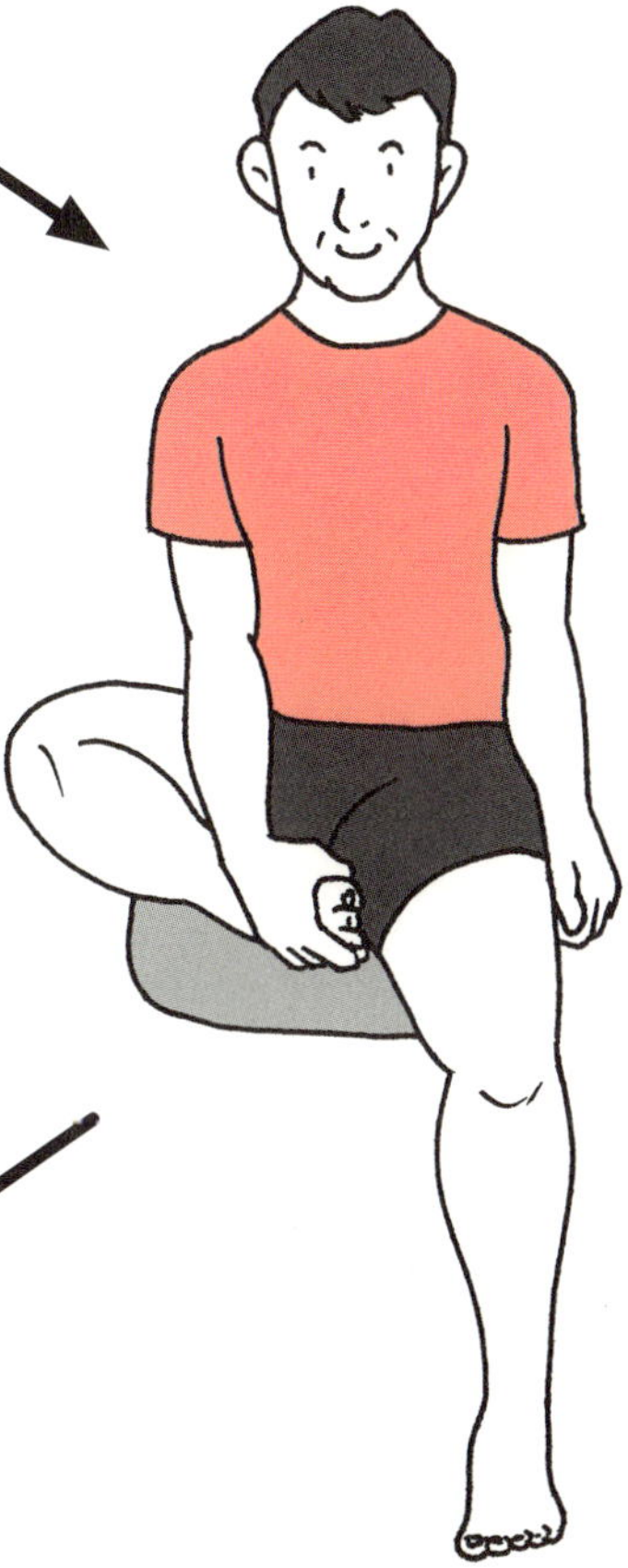

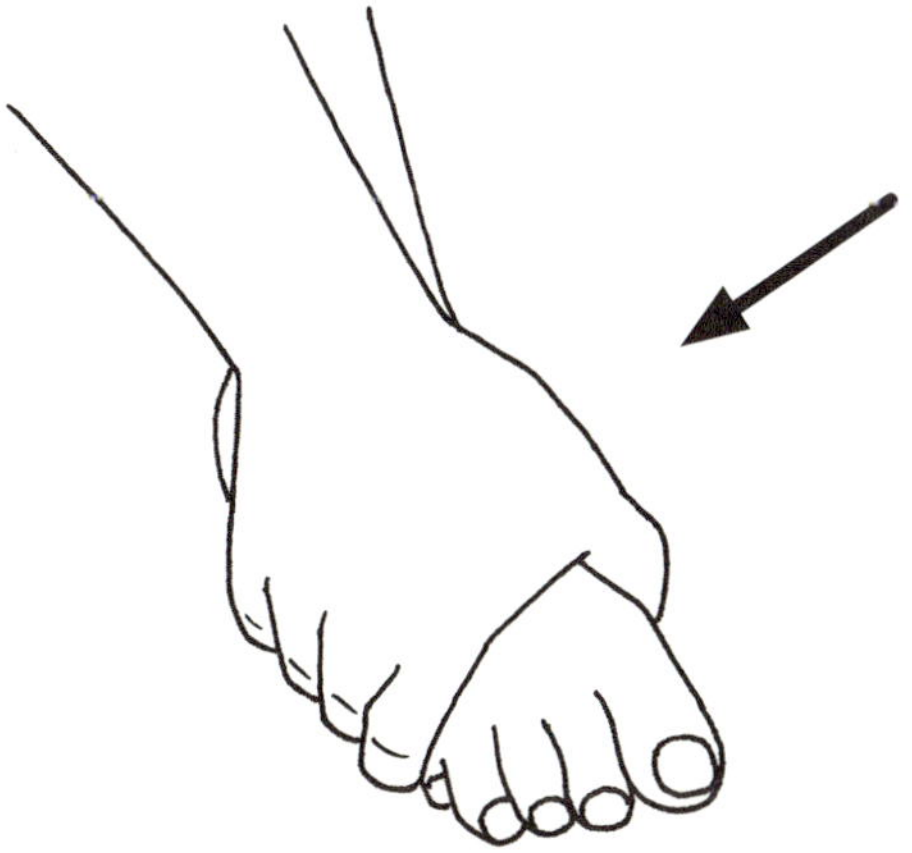

3 その状態のまま「グー……パー……」とゆっくり5回ずつ足の指の曲げ伸ばしをする。

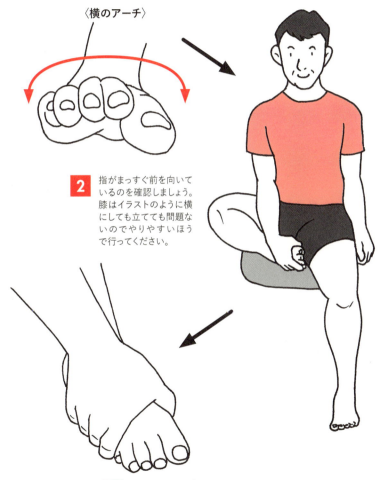

26

効果的な足マッサージ③

縦のアーチを作る

足の内側にあるドーム型の「縦のアーチ」は、土踏まずを作っている部分です。動物にとって移動時に体重を支える足は非常に重要で、生態にあわせて形状を変化させてきました。草食動物の足は走って逃げるために、ネコ科の足は忍び足で獲物に近づけるように、そしてサルの仲間は樹上生活に適応するため、枝などをつかめるような形状になりました。

ヒトの足の形状は二足歩行に最適化したもので、土踏まずはヒトだけがもつ構造です。オランウータンなどもときどき2本足で歩きますが、腰や膝を曲げてバランスをとっていて、足で立って歩くことはできません。**ヒトは土踏まずのアーチが崩れると、足にさまざまな疾患が生じて機能不全になり、歩けなくなってしまいます。**

そんな大切な**縦のアーチは、筋肉（腱）が引っぱり上げることで維持されています。**下

縦のアーチの作り方

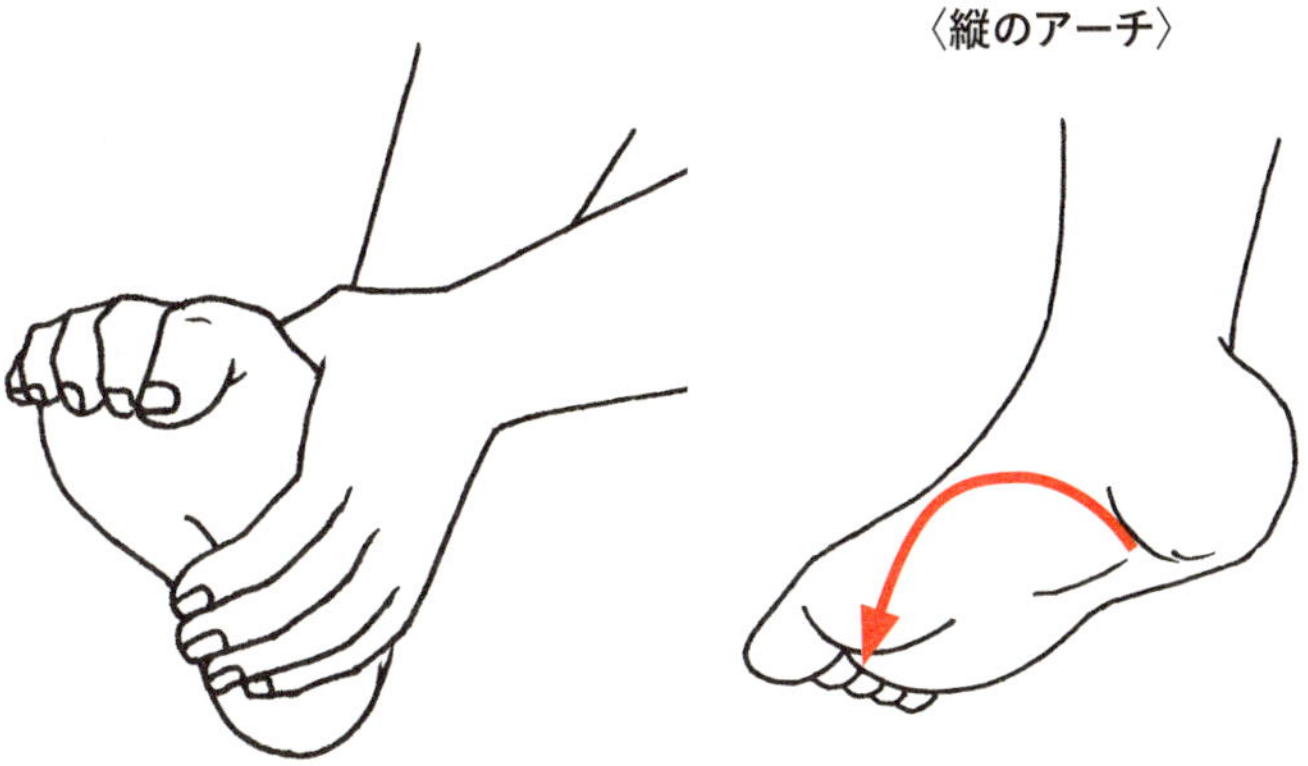

座って、右足なら左手、左足なら右手の親指以外の4本の指で土踏まずを押さえる。その状態のまま「グー……パー……」とゆっくり5回ずつ足の指の曲げ伸ばしをする。

腿から足首を通って足に至る、後脛骨筋腱・前脛骨筋腱・長腓骨筋腱は、アーチを構成する骨に付着しています。これらの腱が、クレーンのようにアーチの骨を引っぱり上げているのです。

ですから、その筋肉を強化することがアーチを保つために重要です。たとえば、ふだん、ゲタの鼻緒をつかむようなイメージで、指に力を入れて歩いてみてください。

ここで紹介するマッサージでは、土踏まず周辺の筋肉を刺激しながら、ゆっくりと指の曲げ伸ばしをします。

また、手で押さえる代わりに「青竹踏み」などを利用するのもいいでしょう。

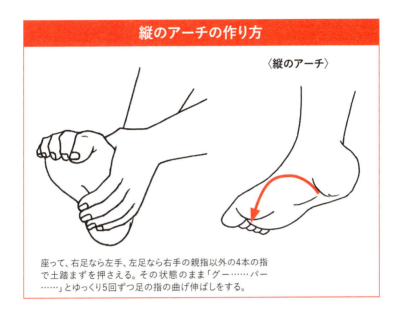

27

効果的な足マッサージ④

立てた膝を外側に倒す

このマッサージは、**ふだんあまり使わない方向に関節を曲げることで、緊張状態であることの多い筋肉をリラックスさせるのが目的**です。

対象となる筋肉は、腓骨筋群（長腓骨筋と短腓骨筋の総称）です。これらの筋肉は、外くるぶしのある腓骨に沿うように下腿の外側にあります。その末端である腱は足首を通って足に達し、足指の動きや足のアーチの維持など、重要な働きをしています。

この筋肉をゆるめるマッサージを左ページで紹介していますが、やり方をまちがえると逆効果になってしまいます。とくに、足裏全体を床につけたままにすること。もし親指側が浮いてしまうと、腓骨筋群がゆるまないだけでなく、前距腓靭帯が伸びてしまい、捻挫と同じ状態になってしまいます。足裏が浮かないよう手で押さえるようにしてください。

腓骨筋群をゆるめるマッサージ

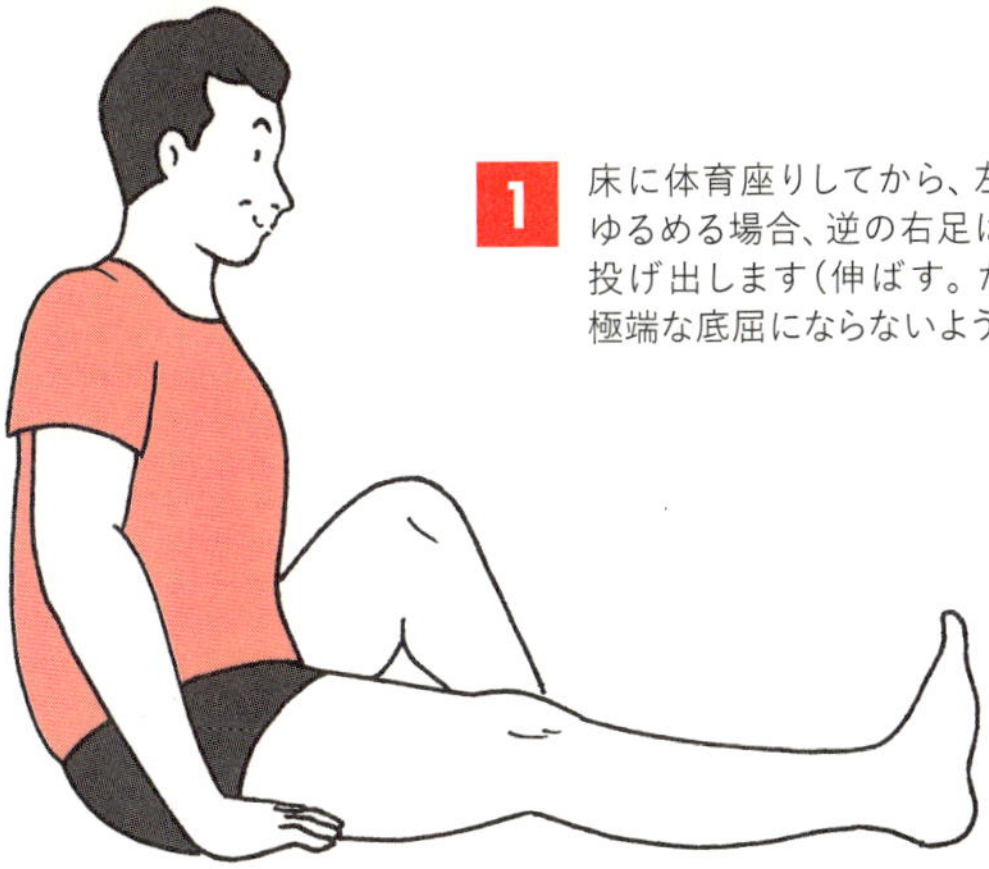

1 床に体育座りしてから、左足をゆるめる場合、逆の右足は前に投げ出します（伸ばす。ただし極端な底屈にならないように）。

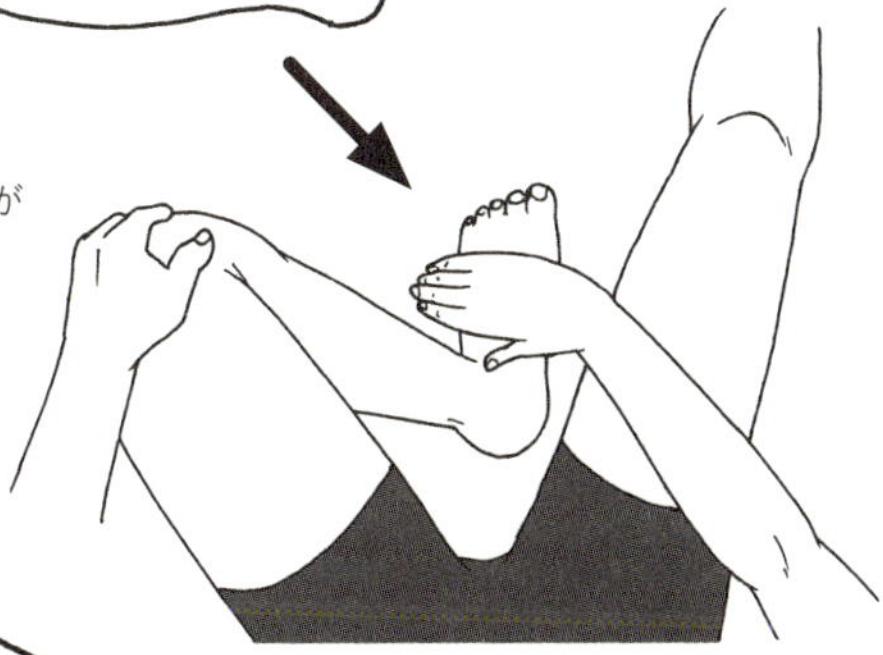

2 右手で左足の甲、とくに親指側が浮かないように押さえましょう。

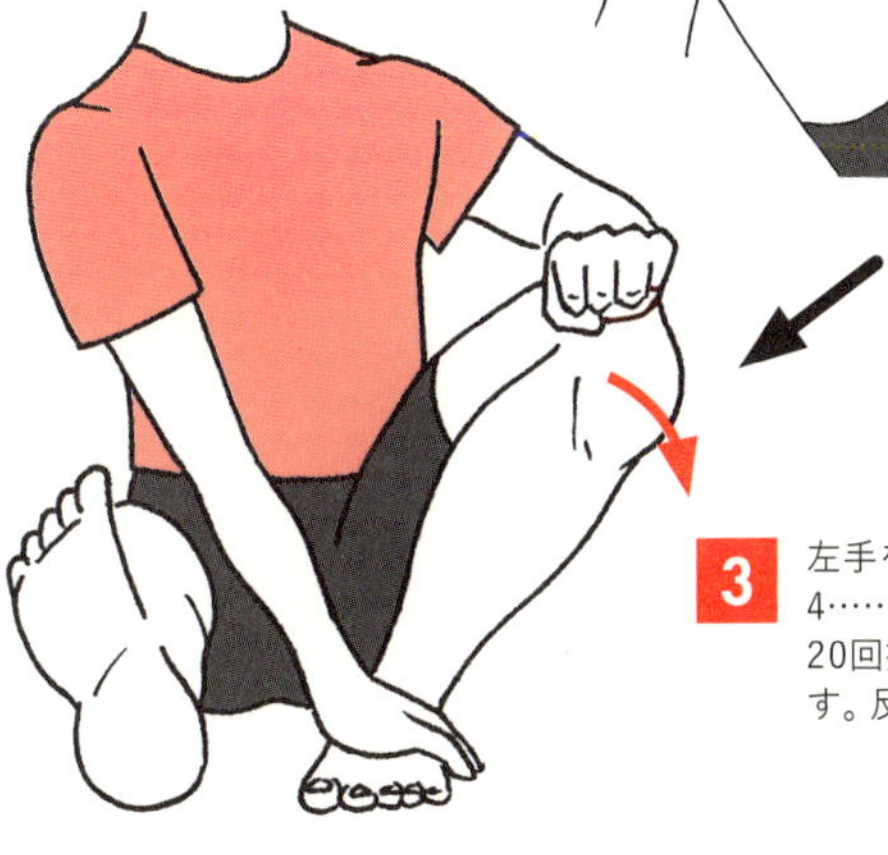

3 左手を膝に置き、「1、2、3、4……」とテンポよく膝を20回押し、股関節を開きます。反対も同様です。

⚠体勢的にひとりでできないときは、無理をせず、ふたり組でやってください。

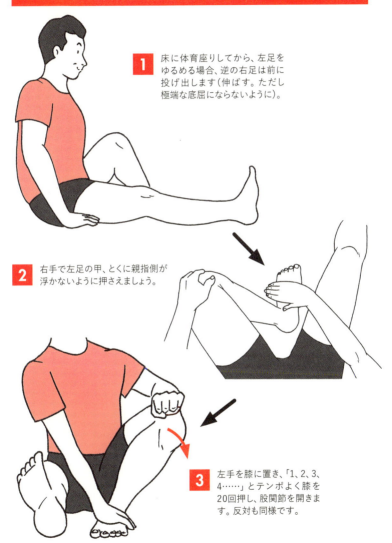

28

効果的な足ストレッチ①
足の指を開く・閉じる

くり返しになりますが、足は体重のすべてを支える要所です。地面には凹凸《おうとつ》があったり、小石があったり、傾斜があったりと、バランスを崩す要素がいろいろあります。

それでも簡単には倒れないのは、足の裏にあるたくさんの細い筋肉が、同じくたくさんある足の関節を巧みにコントロールして、絶妙なバランスを保っているからです。

ですから、足裏にある筋肉をストレッチやトレーニングによって可動域がせばまらないようにすること、できることなら可動域を拡げることで、足の機能は維持することも高めることもできるのです。

このストレッチでは、おもに母趾外転筋《ぼしがいてんきん》と小趾外転筋《しょうしがいてんきん》を伸ばしたり縮めたりします。

足指を動かすことについては、得意な人と苦手な人とではっきりと分かれるようです。足指を動かすのが苦手だからといって、それがすぐに足の健康に直結するわけではないの

足の指の閉じ開き

1 床に足を投げ出して座ります。このとき足首は90度に起こし、可能なら膝も伸ばしましょう。

2 指を左右に開き5秒数えます。リラックスしてから、指を閉じて5秒数えましょう。

3 これを3回くり返します。

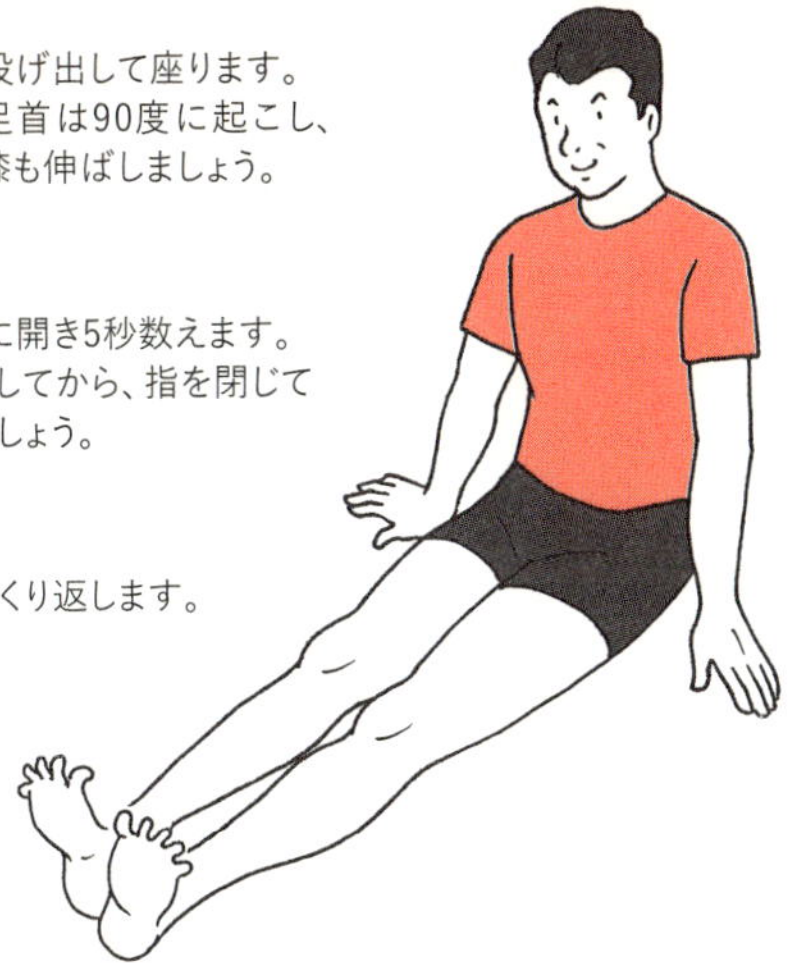

で、うまくできないからといって心配することはありません。

できるかできないかよりも、動かそうとすることで、神経、筋肉、関節に刺激を与えることが重要です。

動かせないからと、**手の指を足指のすき間に差し込み、無理やり開くのはNG**です。それをしても足指を開くためのストレッチにもトレーニングにもならず、それどころか横のアーチが崩れやすくなり、扁平足を助長するため逆効果です。

「足指セパレーター」といった品名で売られている、足指の間にはさみ込むグッズも同様の理由でNGです。

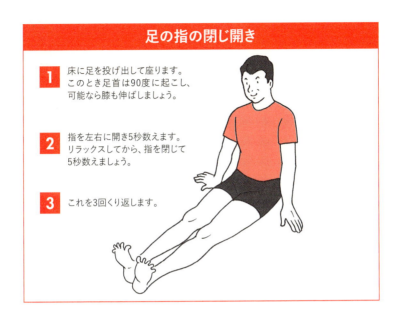

29

効果的な足ストレッチ②
足指でじゃんけん

こちらも足裏の筋肉のストレッチです。一般に「足指じゃんけん」とも呼びますが、ここでは2種類のチョキがあります。ひとつは親指だけを上げるもの、もうひとつは親指以外の4本を上げるものです。

うまくできなかった人は、思いどおりに体がコントロールできなくてとてもイライラすると思います。でも、**体をコントロールしようと努力するのは、いい脳トレになります。**それに、「老い」のシミュレーションにもなります。老いてからの日々は、うまくいかないことの連続だからです。

当たり前にできていたことができなくなっていくのが老化です。そこで、やりにくいからやらないというスタンスだと、できないことが加速度的に増えてしまいます。大事なのは、できるように努力することで、それによって現状維持の時間は長くなります。

足指じゃんけんの指の形

「グー」は、ほとんどの人ができるかと思います。ストレッチ①でやった、足の指を左右に開く「パー」は、うまくできない人がけっこういます。さらに「チョキ」になると難度が高く、「まったくできない」という人もいます。

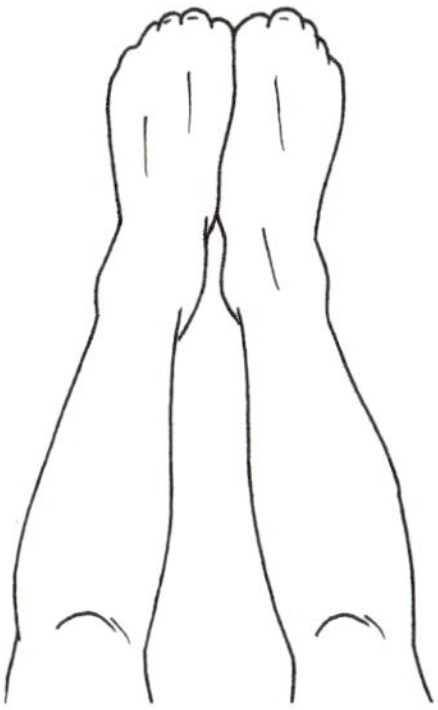

グー

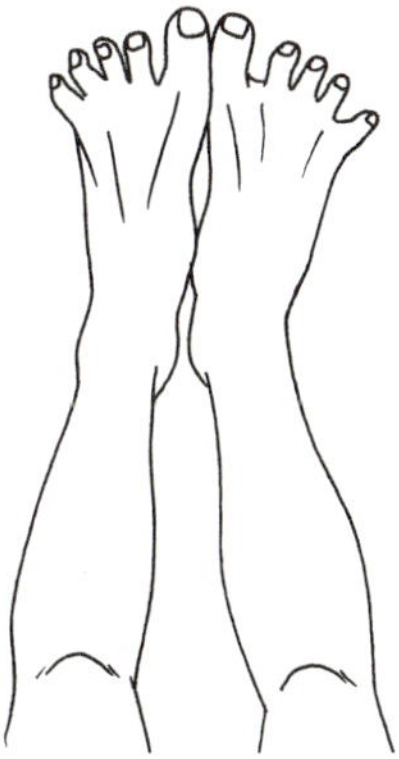

パー

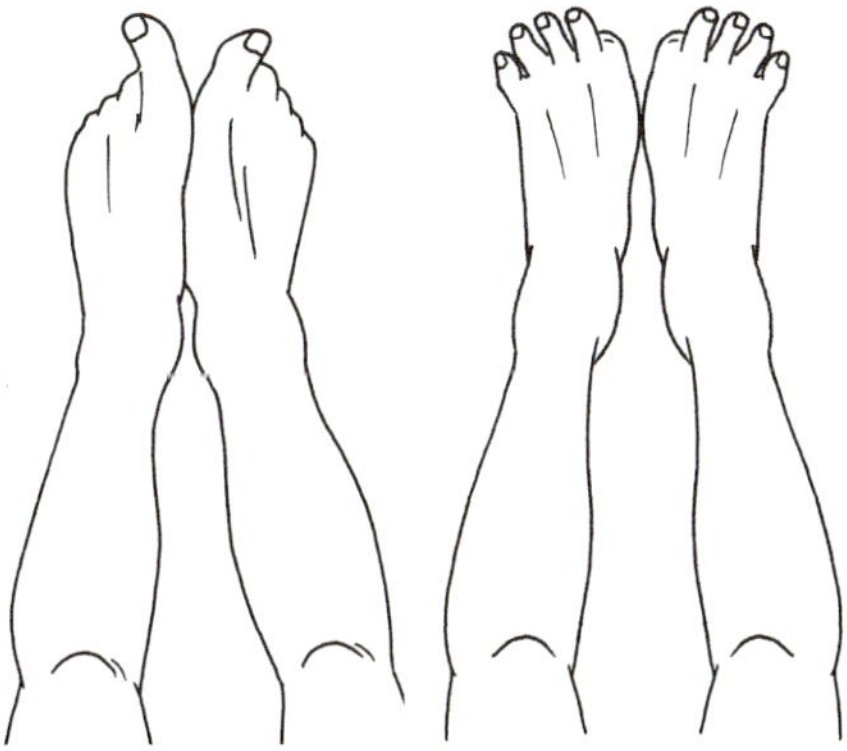

チョキ

チョキが苦手な人、昔はできたはずなのにできなくなってショックだった人も、あきらめないで毎日努力をつづけ、一歩一歩進んでいきましょう。

30

効果的な足ストレッチ③

タオルギャザー／テニスボール押し

足裏の筋肉と同じように、足指の筋肉も思いどおりに動かすことができると、バランスよく立ったり、転びにくくなったりします。ここでは、いつまでも地面を力強くつかんで歩くために必要な筋力を鍛えるためのエクササイズを2つご紹介します。

まず、タオルギャザーという、足指エクササイズです。**タオルギャザーは足指で「つかむ」感覚や、足首の角度と連動して繊細に足指を動かす感覚を養う**ものです。**テニスボール押しは、足指に力を入れて押す感覚を養います。**テニスボールでは硬すぎて難しいと感じた場合は、軟式のテニスボールやカラーボールを使ってみることをおすすめします。

なお、足先は血流が弱く筋肉がつりやすい部位ですので、無理のない範囲で行うようにしてください。

タオルギャザー

1

椅子に浅く座り、敷いたタオルを、両足または片足で踏みます。足先はまっすぐ前に向け、足首が底屈しないよう、膝の角度、足首の角度とも90度にしましょう。

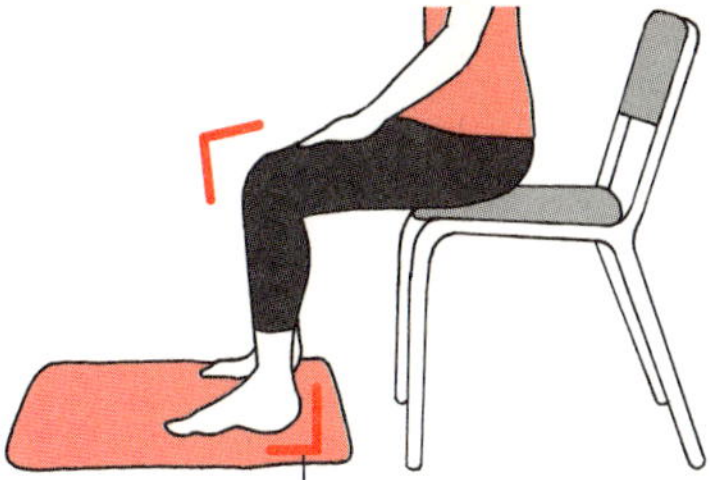

膝や足を伸ばしてしまうと足首が底屈してしまうため、しっかり曲げましょう。

2

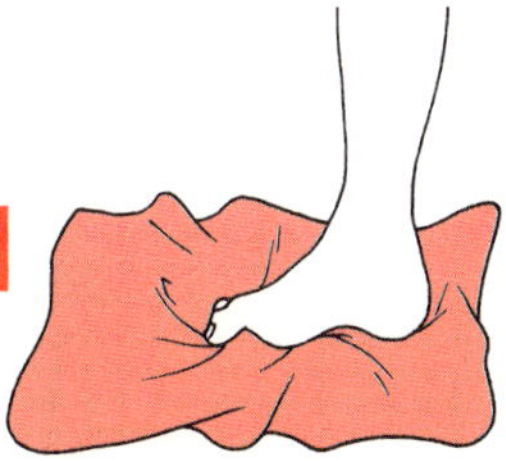

かかとは床につけたまま、つま先を浮かせて足指をパーに、下ろして指をグーにして、をくり返し、シワを作るようにタオルをたぐり寄せます。タオルを強く握る意識でやりましょう。

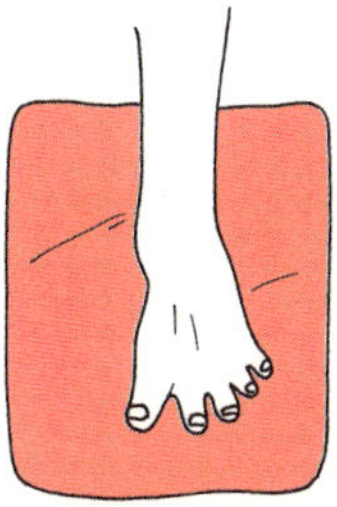

3

慣れてきたら、足の指全体を開くイメージで行うと効果的です。端までたぐり寄せたら1セット終了。これを3セット行いましょう。

テニスボール押し

1 椅子に浅く座り、足先はまっすぐ前に向けます。足首が底屈しないよう、膝の角度、足首の角度とも90度にします。

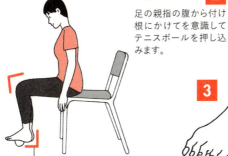

2

足の親指の腹から付け根にかけてを意識してテニスボールを押し込みます。

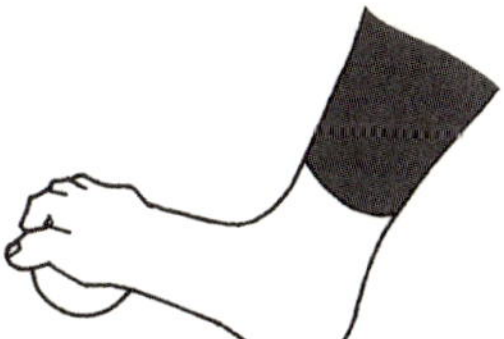

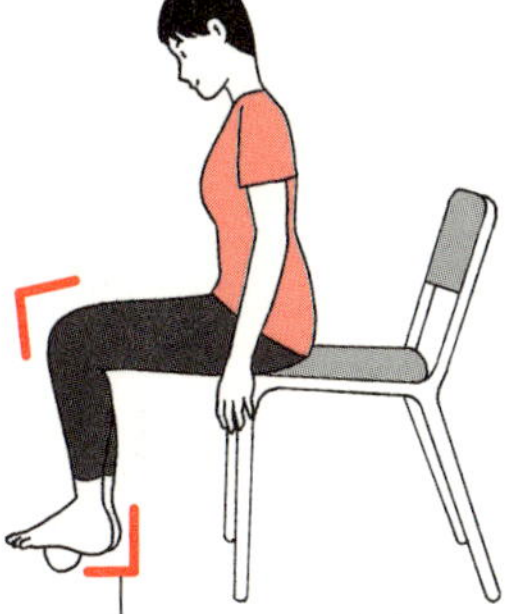

膝や足を伸ばしてしまうと足首が底屈してしまうため、しっかり曲げましょう。

3

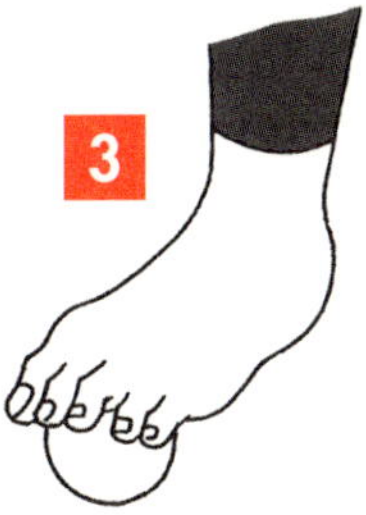

親指だけでなく、ほかの足指で押し込んだり、5本の足指で包み込むように押したり、感触を楽しみながら10回を1セットとして左右3セットずつやってみましょう。

31

効果的な足ストレッチ④

ジグリング（足ゆすり）

スポーツクライミングでは、腕をぶるぶると振る「シェイク」をできるかどうかが成績を左右します。ゆすることで凝った筋肉がほぐれて、滞った血流が促され、一気にリフレッシュします。これは腕の筋肉に限った話ではなく、全身の筋肉にも言えることです。

足をゆする動作は昔から**「貧乏ゆすり」**と呼ばれ、よくないマナーでしたが、近年では**「ジグリング」**という名前で、変形性関節症の治療方法として採用されるなど見直されています。親指に力を乗せるエクササイズとしても優秀ですし、血行促進、むくみ予防も期待できます。さらに振動が腰や下肢のほかの疾患にも有効だろうと私はみています。

釣り針が岩や植物の根っこに引っかかったときは、まず竿を振るのが基本です。ゆすったり振ったりすることで、絡まりや引っかかりが解消する一例です。同様に、**足根管や周辺の神経につまりや引っかかりが生じている場合、ジグリングによって解消されることも**

ジグリング

1 椅子に浅く座り、足先はまっすぐ前に向けます。足首が底屈しないよう、膝の角度は90度以内にします。

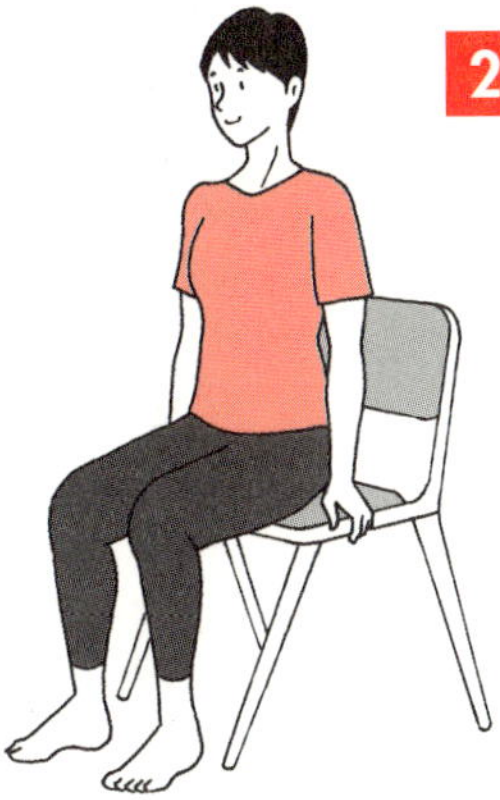

2 つま先を床につけたまま、かかとを小刻みに上下させます。かかとの上げ幅は2センチほどが目安。片足ずつでも、両足同時でもOKです。

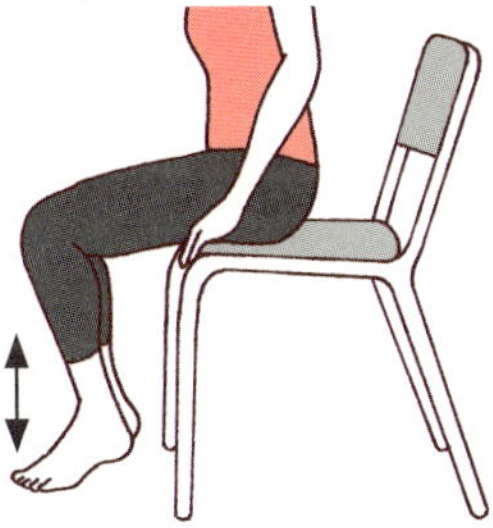

3 足の親指、母趾球を意識すると効果的。意識しやすいようにつま先をわずかに内側に向けてもOK。

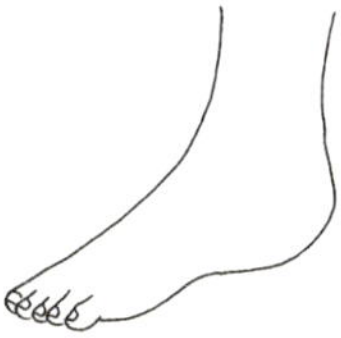

あり得ます。ただし、足首に強い負荷がかからないよう注意が必要です。

親指、母趾球をとくに意識して行いましょう。少しつま先を内側に向けることで意識しやすくなるかもしれません。

治療法としてのジグリングは、1日の合計で2時間以上が推奨されていますが、数分程度から始め、できる範囲で増やしていくといいでしょう。

ただし、効果が期待できるとはいえ、やはり一般的には「貧乏ゆすり」としかみられないのがつらいところです。公共の場などでは控えて、プライベートな空間でやるのが無難でしょう。

32

効果的な足ストレッチ⑤

膝抱えストレッチ

ゲタの鼻緒をつかむ意識で歩くことが、ウォーキングをするうえでもっとも重要なポイントなのはすでに述べましたが、さらにウォーキングの運動効果を高めるために、もうひとつ意識したいのが、できるだけ歩幅を大きくすることです。

一歩一歩の大きさは、グイグイと推進していく力強さであり、その人の活力と直結しています。老いによる衰えには大きな個人差がありますが、歩く姿はそのバロメーターのひとつ。**いつまでも歩くためには、歩幅への意識も重要です。**

ここで紹介するストレッチは、歩幅を大きくして推進力を高めるのに必要なお尻の筋肉（大殿筋など）と大腿の後ろ側の筋肉（ハムストリングス）、さらに股関節周辺の筋肉（腸腰筋など）を伸ばすものです。それらの筋肉の周辺は坐骨神経の通り道でもあり、ストレッチにより腰から下肢にかけての痛みの緩和や予防効果も期待できます。

膝抱えストレッチ

1 あお向けで寝た状態から、膝をお腹につけるように抱えます。抱える足も伸ばしている足も底屈にならないように、足先がまっすぐ上を向くようにしましょう。

2 お尻から大腿の後ろが伸びているのを感じつつ、呼吸をしながらゆっくり10秒カウントします。

3 反対の足も同じように、左右10秒ずつを3回行しましょう。

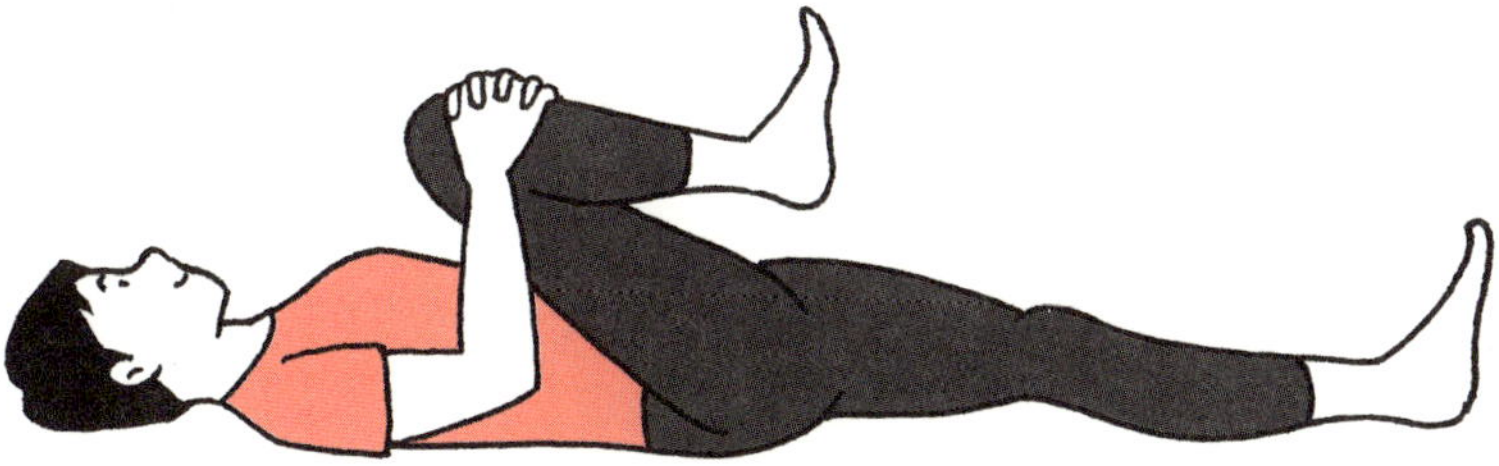

⚠膝を抱えるのが難しい場合

A

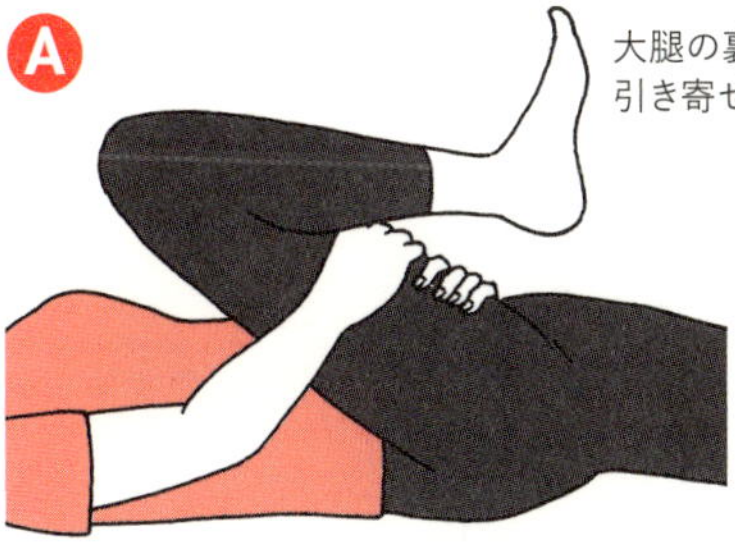

大腿の裏で両手を組んで引き寄せましょう。

Aも難しい人は、椅子にふくらはぎを乗せて、できる範囲で行いましょう。

B

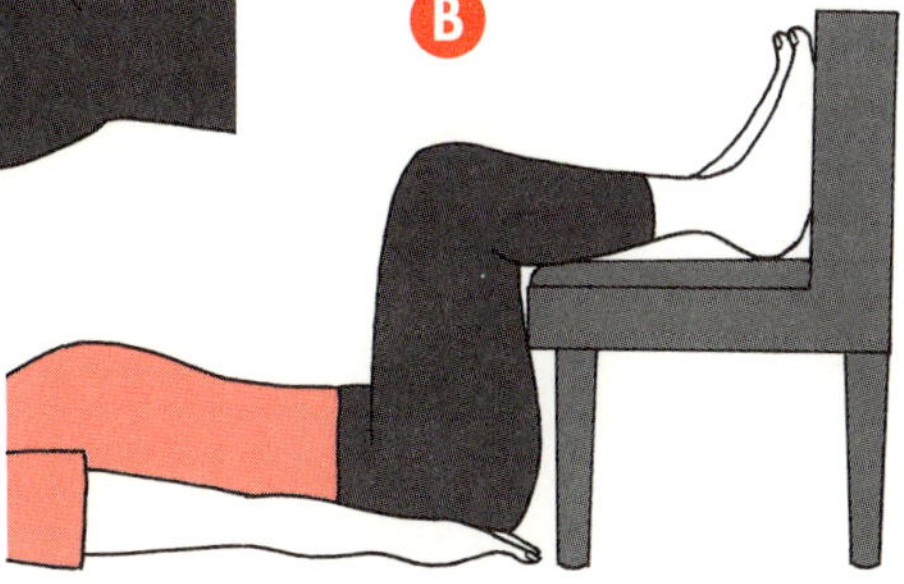

33

効果的な足ストレッチ⑥

股関節外旋筋群のストレッチ

人間がバランスよく立ったり歩いたりできるのは、足（足首から先）の機能によるところが大きいわけですが、下肢と胴体の結合部である股関節での調整も非常に重要です。

股関節外旋筋群と呼ばれるお尻の奥深くにある複数の筋肉は、大腿骨の上端（骨頭）を骨盤の受け皿（臼蓋《きゅうがい》）に引きつけるという働きをしています。

股関節は、肘や膝のように一方向だけに曲げ伸ばしできる蝶番《ちょうばん》関節とは違い、さまざまな方向に回したり曲げたりできる臼状関節です。でも股関節外旋筋群のおかげで、どんな動きをしても基本の位置に戻る力が加わります。逆にそれらがうまく働かないと、股関節の周辺がグラグラと不安定になってしまうのです。

このストレッチには、**股関節外旋筋群を柔軟に保ち、股関節を安定させる効果、また坐骨神経の通り道も近いため、坐骨神経痛をやわらげる効果も期待できます。**

股関節外旋筋群のストレッチ

1 あお向けで寝て、手のひらを下に向けて両腕を真横に伸ばし、両膝を立てます。

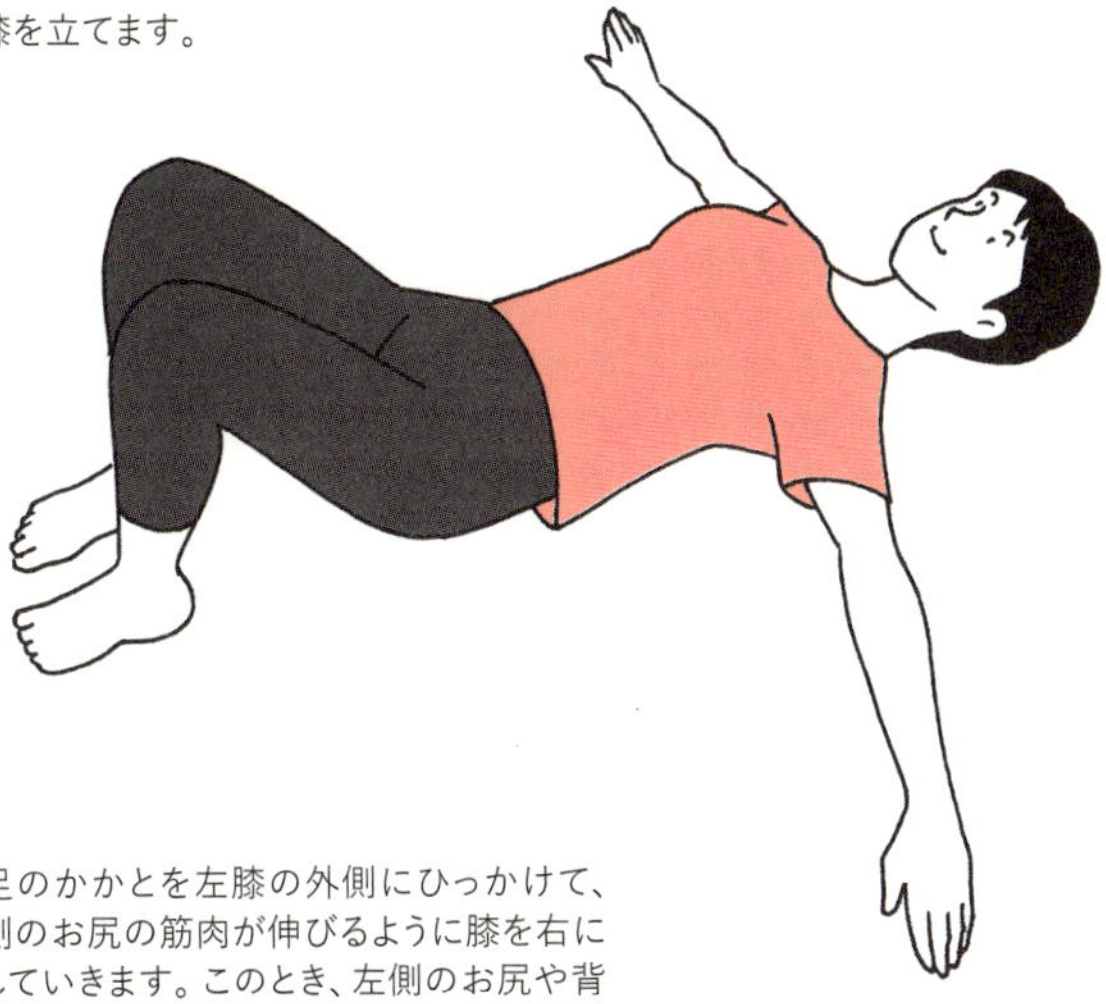

2 右足のかかとを左膝の外側にひっかけて、左側のお尻の筋肉が伸びるように膝を右に倒していきます。このとき、左側のお尻や背中が床から浮かないようにひねるのがポイント。ただし、左足底は浮かせ、呼吸をしながらゆっくり10秒カウントしましょう。

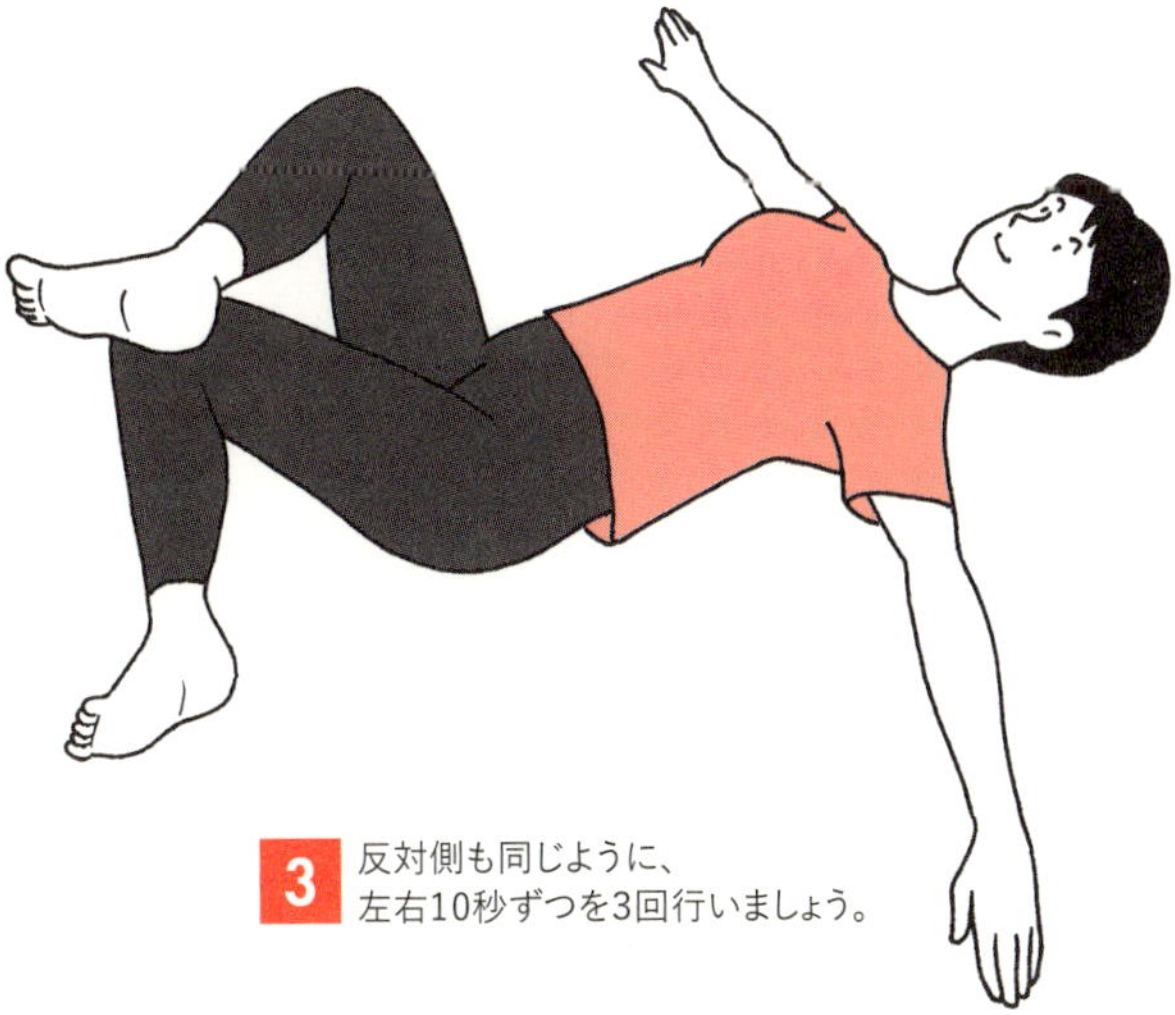

3 反対側も同じように、左右10秒ずつを3回行いましょう。

34

足トレーニング①

靴の中で「ゲタの鼻緒」をイメージして歩く

ここであらためて、「いつまでも自分の足で歩くためにもっとも重要なトレーニング」についてまとめておきます。それはほかでもなく「歩くこと」。ただし、これまでの立ち方や歩き方に、将来歩けなくなるような悪いクセがある場合は、それを直して、よりよい歩き方で実践する必要があります。

といっても、意識ポイントはひとつに絞ることにします。簡単なようで、考えはじめると意外と複雑な動きをしているのが歩行という運動ですから、たくさんありすぎてもうまくいきません。そもそも「歩行」は当たり前のことすぎて、理想的な形にしようとこだわっても、交差点で信号待ちして、ふたたび歩き出したときには忘れてしまいます。

その意識するポイントは「靴の中で『ゲタの鼻緒』をイメージする」です。これだけで大丈夫です。

ゲタの鼻緒をつかむイメージ

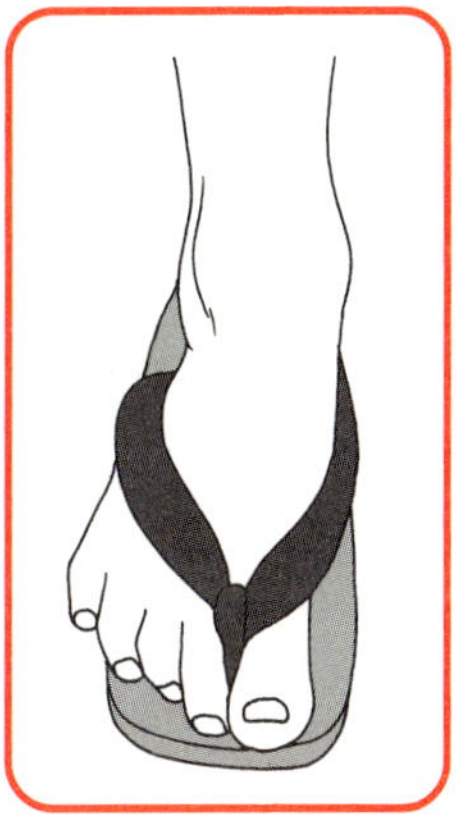

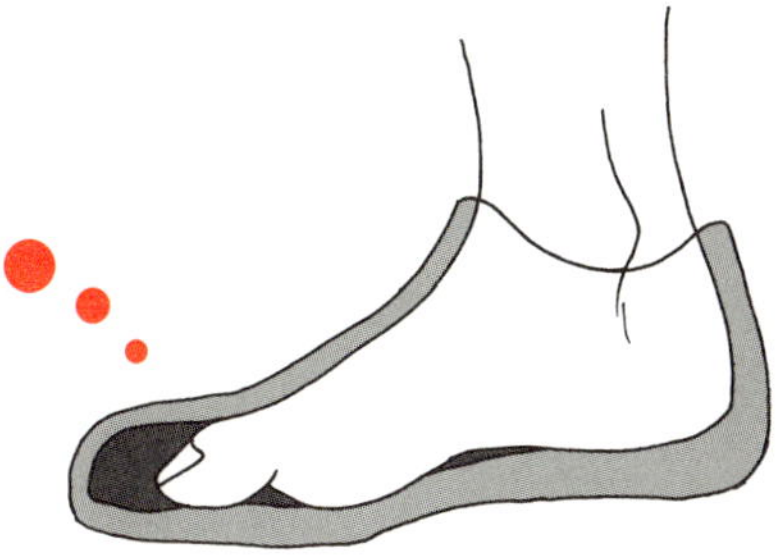

歩くときは親指と第2趾でゲタの鼻緒をつかんでいるイメージで歩いてみましょう。自然と親指、母趾球に体重が乗り、足指が曲がって力が入ります。正しく力が加わると、横と縦のアーチ、足根管の形状も整います。

⚠ あくまでも靴の中でイメージするようにしましょう。実際に慣れないゲタや草履を履くとケガをしかねません。

実際に実現したいのは、傾きのないバランスのとれた足首のポジションと、横と縦のアーチや足根管の形状が正しく維持される足の使い方です。

そのために**もっとも重要なのは、親指と母趾球に力を入れること。**当然、靴の中で指先が反り返っていてはNGで、少し曲がっているくらいでないと力は入りません。

日本古来の履物であるゲタや草履は、親指と第2趾で鼻緒をつかんで歩きます。自然と親指と母趾球に力が入り、指先は曲がった形で地面をとらえます。

鼻緒をつかむイメージで力を入れて歩けば理想の形になるのです。

35

足トレーニング②

かかとの上げ下げ

脚力に自信のない人にも、自信のある人にもおすすめしたいエクササイズです。この運動の効果としては、ふくらはぎの筋力強化が第一です。**歩く・走る・跳ぶといった運動で活躍するふくらはぎですが、伸び縮みすることで下肢から心臓への血流を促すポンプのような機能があります。**非常に重要な役割をもつ筋肉なのです。

敷居やドア枠など数センチ程度の段差につま先を乗せてかかとを下げると、つま先が上がる形になります。この形を作るのは、つまずき予防に有効です。

もしできるようであれば、かかとを下げるときに、ストンと強めに着地すると骨が強くなります。頭に軽く響くくらいの強さの衝撃でかかとを落とすと、足腰の骨の骨密度が上昇したという研究があるのです。

その場で「ながら」運動としてできるので、生活習慣に取り入れてみましょう。

かかとの上げ下げ

1

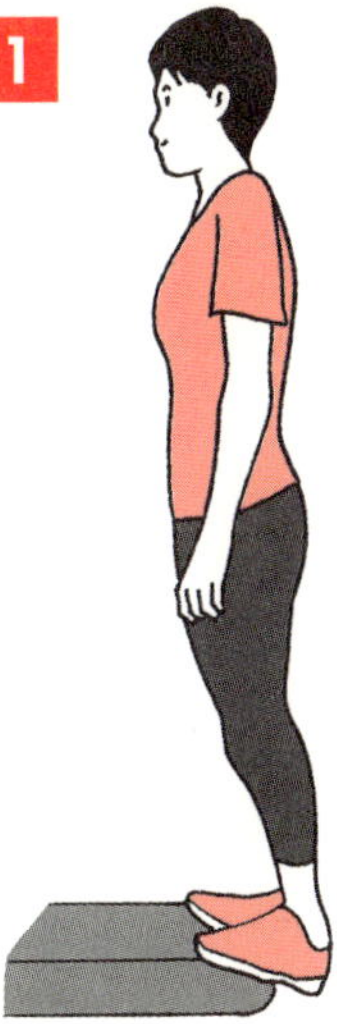

平地またはかかとがつくくらいの小さな段差で立ちます。バランスを崩した場合に備えて、周囲に危険なものがないことを確認します。つかまるものがある場所が望ましいです。

2

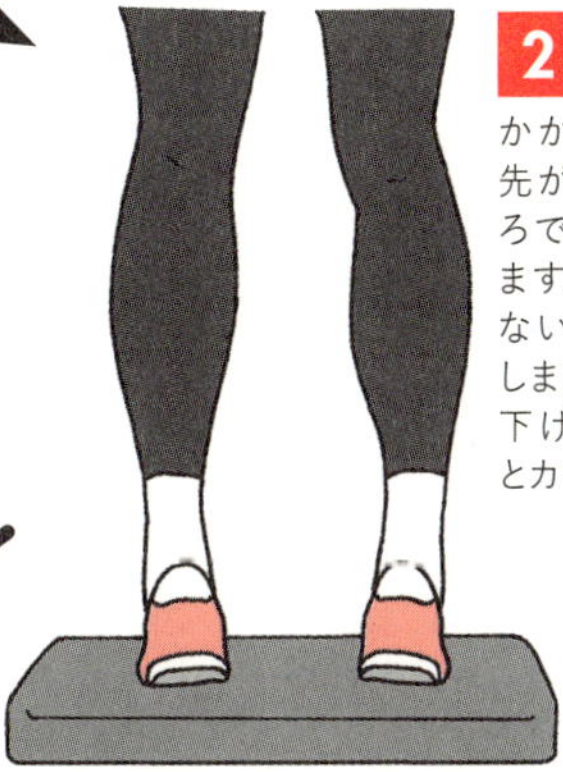

かかとを上げ、つま先が伸びきったところで、かかとを下げます。これを無理のないペースでくり返しましょう。かかとを下げたところで1回とカウントします。

3

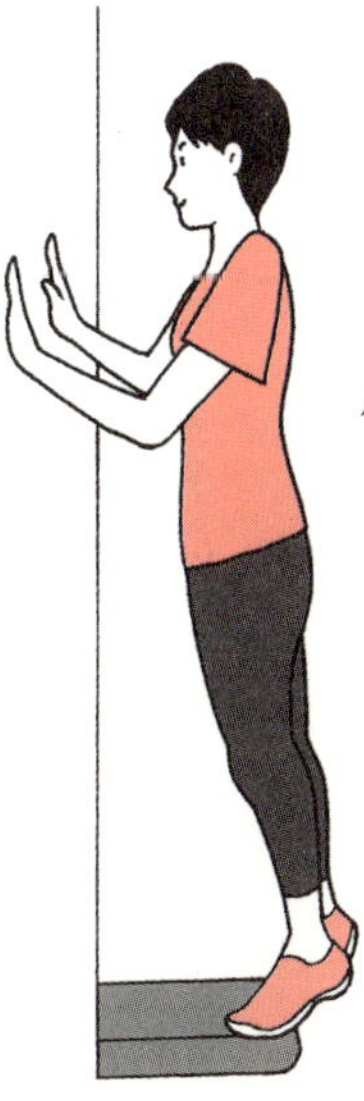

20回を1セットとして、1日に3セット行いましょう。

36

足トレーニング③ ドローインウォーキング

腹筋運動というと、手を頭の後ろに組んで上半身を起こす、とてもしんどい運動を思い浮かべる人が多いかもしれませんが、「ドローイン」はもっと簡単なものです。おおまかに説明すると、お腹をへこませながら腹式呼吸をして、それを持続するエクササイズです。

とくに**「コルセット筋」**という異名をもつ**「腹横筋」**を鍛えるのに最適と言われています。これは体の深層にあるインナーマッスルの一種で、胴体をぐるりと囲んでいます。

特筆すべきは、下肢との関係です。**体幹の姿勢がよくなると、体全体のバランスが向上する**ため、股関節、膝関節、足首への負担が減り、いいことずくめなのです。

「ゲタの鼻緒」を意識して歩けたら、ドローインしながらウォーキングをしてみましょう。長時間持続するのはとても難しいので、歩きながらときどき行うので十分です。運動効率が上がり、いつまでも歩ける体へとまた近づくことができます。

ドローインウォーキング

腹横筋の強化により、シェイプアップ効果で見た目が美しくなる人や便通がよくなる人もいます。そして背筋や骨盤のバランスが整い、姿勢がよくなり、腰痛や坐骨神経痛の改善も期待できます。

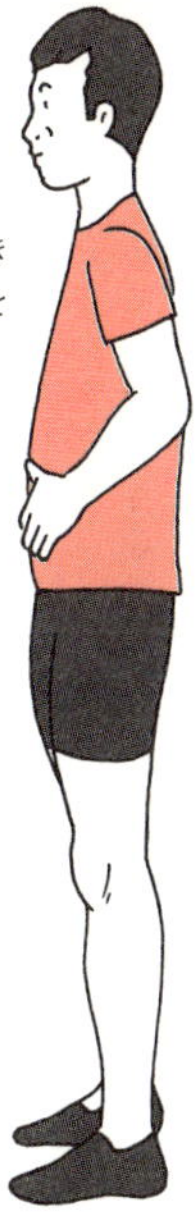

1

背筋を伸ばして大きく息を吸い、お腹をふくらませます。

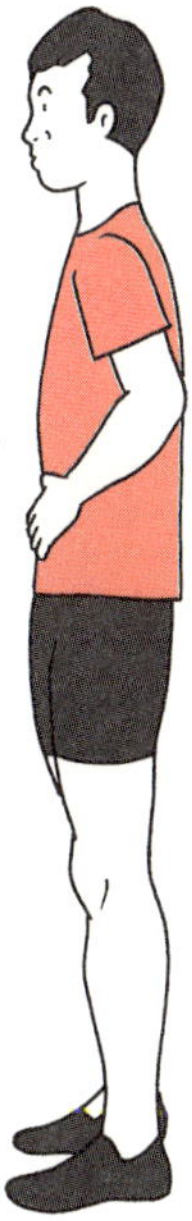

2

ゆっくり息を吐いて、お腹をへこませます。

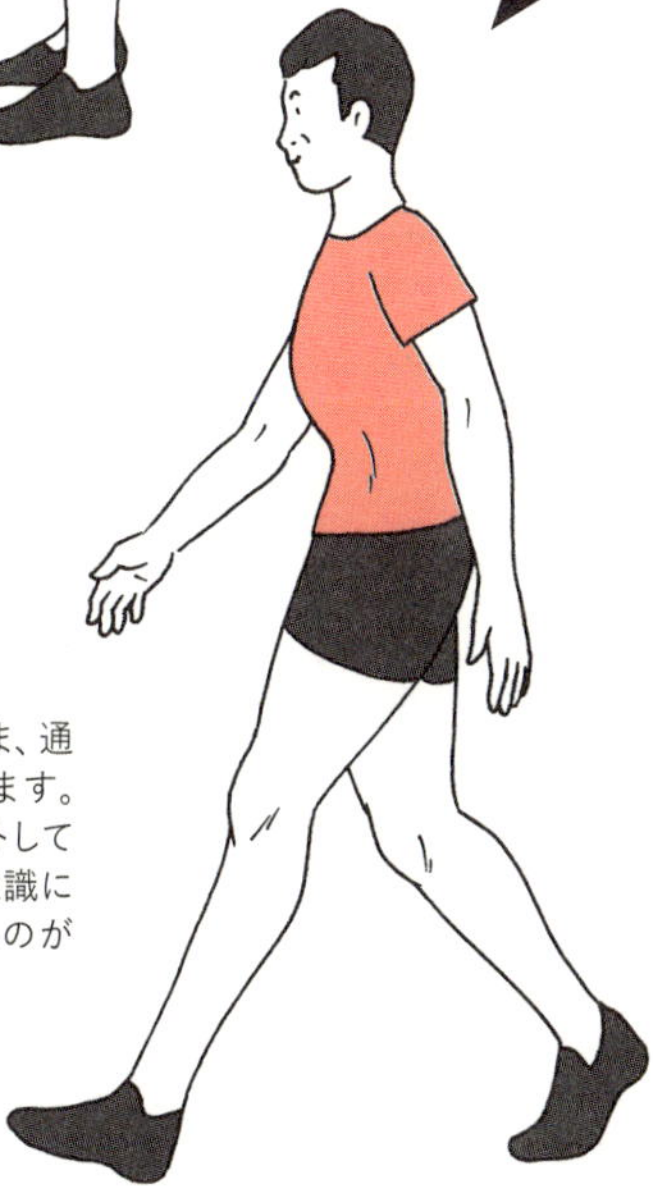

3

お腹をへこませたまま、通常の呼吸をくり返します。短い時間からスタートして少しずつ延ばし、無意識にずっとやるようになるのがベストです。

37

足トレーニング④

水中ウォーキング

最後に紹介するこの「水中ウォーキング」も、どなたにも心からおすすめできるエクササイズで、大きなメリットがたくさんあります。

まず、しっかりと運動効果が期待できること。泳がないで歩くだけ？　と、あなどるなかれ。水の抵抗をかき分けて進まなくてはいけないので、けっこうな負荷がかかり、水圧によって血行も促進されます。それに、素足でプールの底をつかまないと進みませんから、**地上を歩くよりも無意識にバランスのとれた歩き方になるでしょう。**

ケガの心配が極めて少ないのも、自信をもっておすすめする理由です。浮力で自重が軽くなるため、体重オーバーの方でも足首や膝、腰への負担が軽減されます。転倒して骨折するという心配もほぼありません。なにより、とにかく気持ちよくて、童心に戻って水遊びを楽しむうちに、どんどん体力に自信がついていくでしょう。

水中ウォーキング

運動時間は、30分〜1時間くらいが目安。15分からスタートして、少しずつ延ばしていくのがおすすめです。

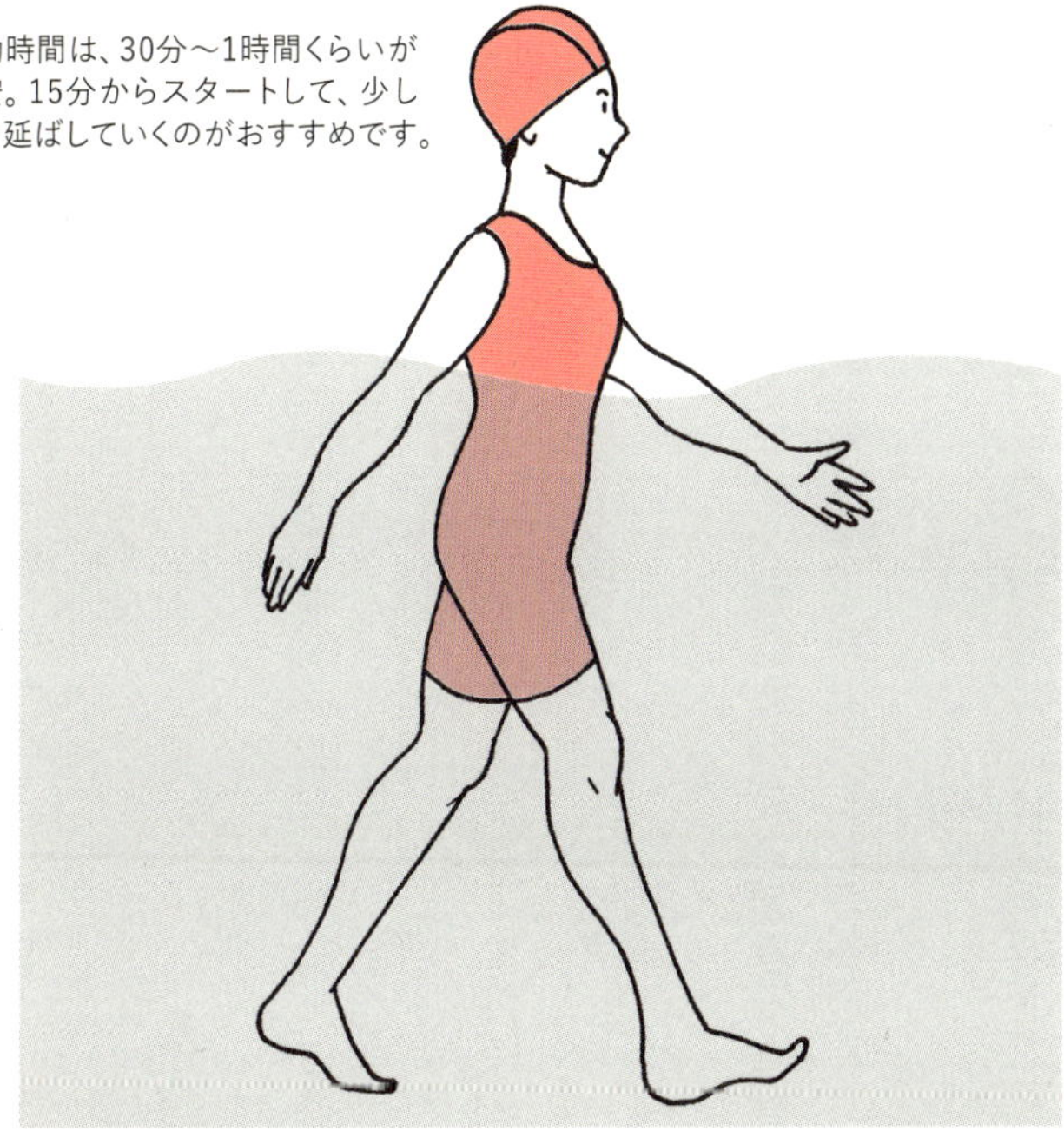

1 膝の屈伸運動、アキレス腱伸ばしなど、準備運動を行いましょう。

2 プールの規定にしたがい、ウォーキングエリアを歩きましょう。股関節とお尻の力で足を前に出し、足指でプールの床をつかむ意識で歩きます。

市民プールには必ずウォーキングエリアがありますし、通っているうちにウォーキング仲間ができれば、継続のモチベーションがさらにアップするでしょう。

⚠水中で思わぬアクシデントはいつでもあることですから、ケガをしないようにいつも注意してください。汗はかいているので、こまめに水分補給をしましょう。

38

足首のゆるみがひどいときの手術

足首テーピングだけでは十分な効果が得られない場合、手術をするという選択肢もあります。その一例が、「ワトソン・ジョーンズ（ＷＪ）手術」と呼ばれる、損傷した前距腓靭帯を再建する手術です。これは、大谷翔平選手はじめ多くの投手が受けている肘の「トミー・ジョン（ＴＪ）手術」とほぼ同じ術式で、伸びてしまった前距腓靭帯を再建して足首のゆるみをなくすものです。

私の手術では、ＷＪ手術に加えて「浅腓骨神経剥離術」も同時に行います。足首のゆるみによって引っぱられた浅腓骨神経は、腓骨などと干渉することでダメージを受けますので、それを剥がす手術です。

根本的な原因である足首と、それによって生じる神経のダメージに同時にアプローチするため、保存療法よりも回復への期待値がはるかに高いと言えます。

ワトソン・ジョーンズ手術

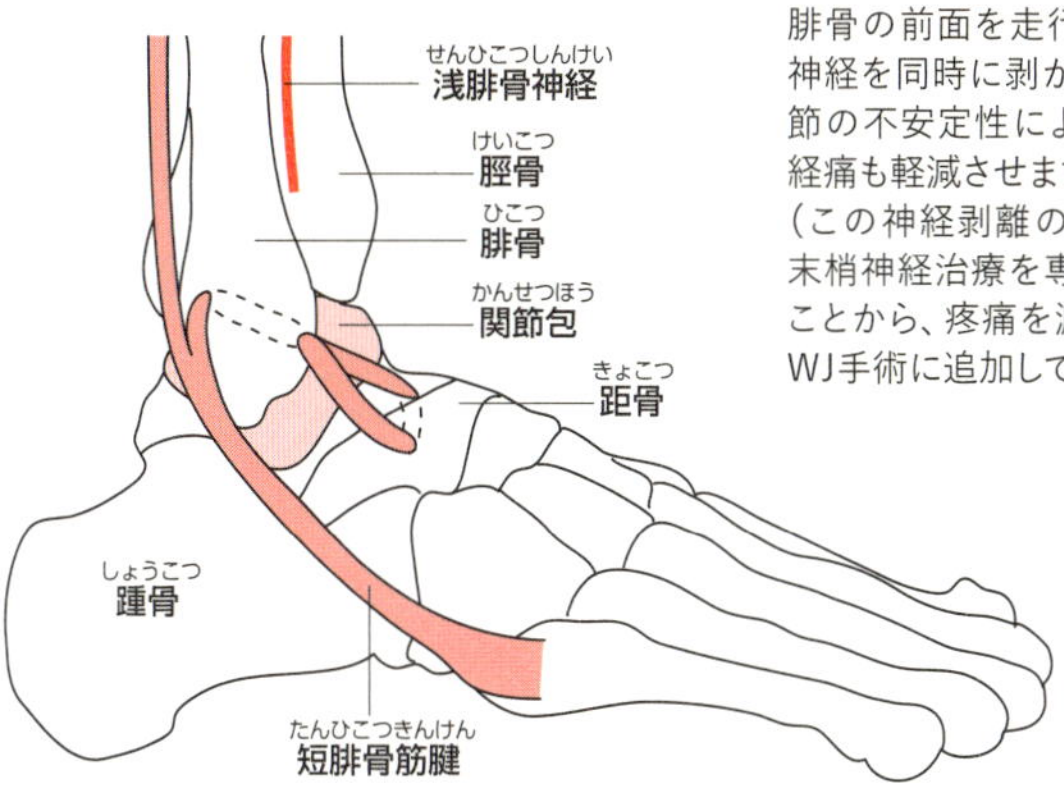

腓骨の前面を走行する、浅腓骨神経を同時に剥がすことで足関節の不安定性によって生じる神経痛も軽減させます。
(この神経剥離の操作は、私が末梢神経治療を専門にしていることから、疼痛を減らす目的で、WJ手術に追加して行っています)

短腓骨筋腱(の一部)を腓骨の骨孔と距骨の骨孔を通し三角に折り返して、縫合することで、前距腓靭帯を再建します。

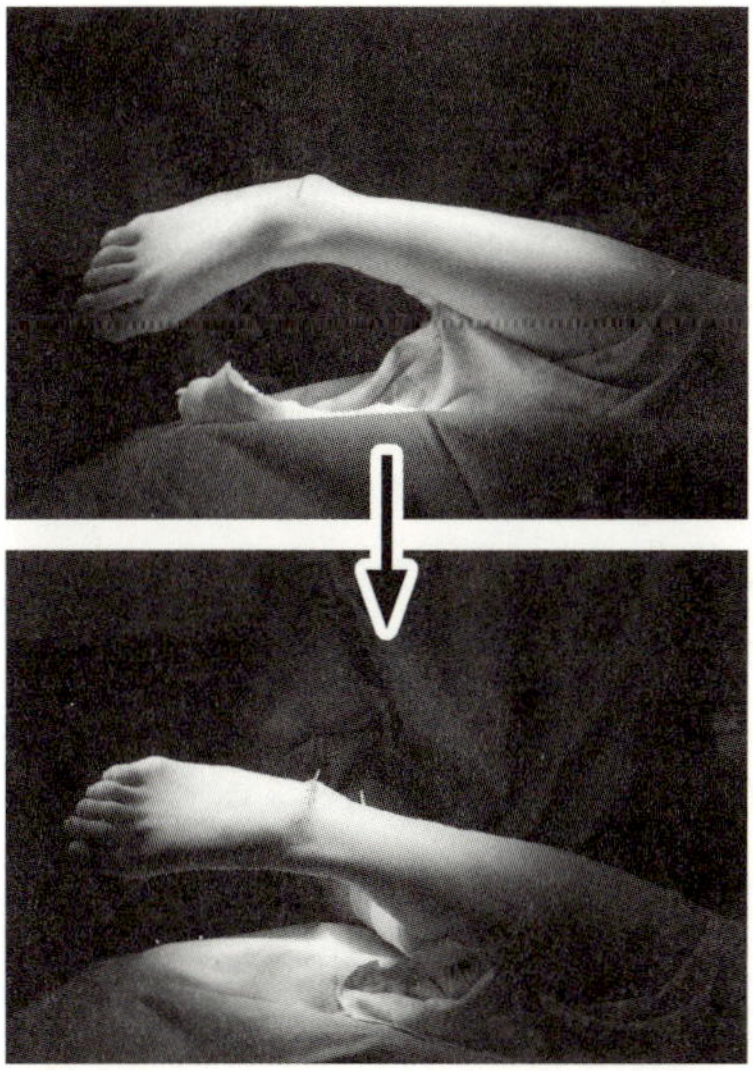

〈手術前〉

靭帯が損傷しているため、足首から先が重力に負けて、下に落ちてしまっています。

〈靭帯再建術後〉

再建靭帯が機能しているため足首から先は重力に抵抗してまっすぐになっています。

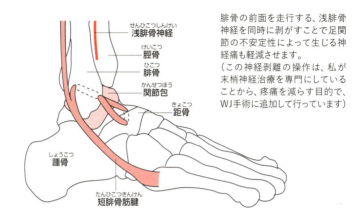

Part3

まとめ

▶足首テーピングによってゆるんだ靭帯の機能を補い、足首のゆるみを抑えることができる。

▶足首テーピングをすると足首の傾きを矯正する効果がある。

▶足首テーピングをしてウォーキングすることで、テーピングの効果はより高まる。

▶足首テーピングには、テーピングテープ、包帯、サポーター(ベルトタイプと履くだけタイプ)があり、固定力やコストで選べる。

▶足首をテーピングするとき、固定力と快適さをバランスよく調整する。血流が悪くなるほどきつく巻かない。

▶ウォーキングをするときは、ゲタの鼻緒をつかむイメージで。

▶ウォーキングに加えてマッサージやトレーニングも取り入れることで、足首のゆるみや傾き、神経が受けたダメージの回復が期待できる。

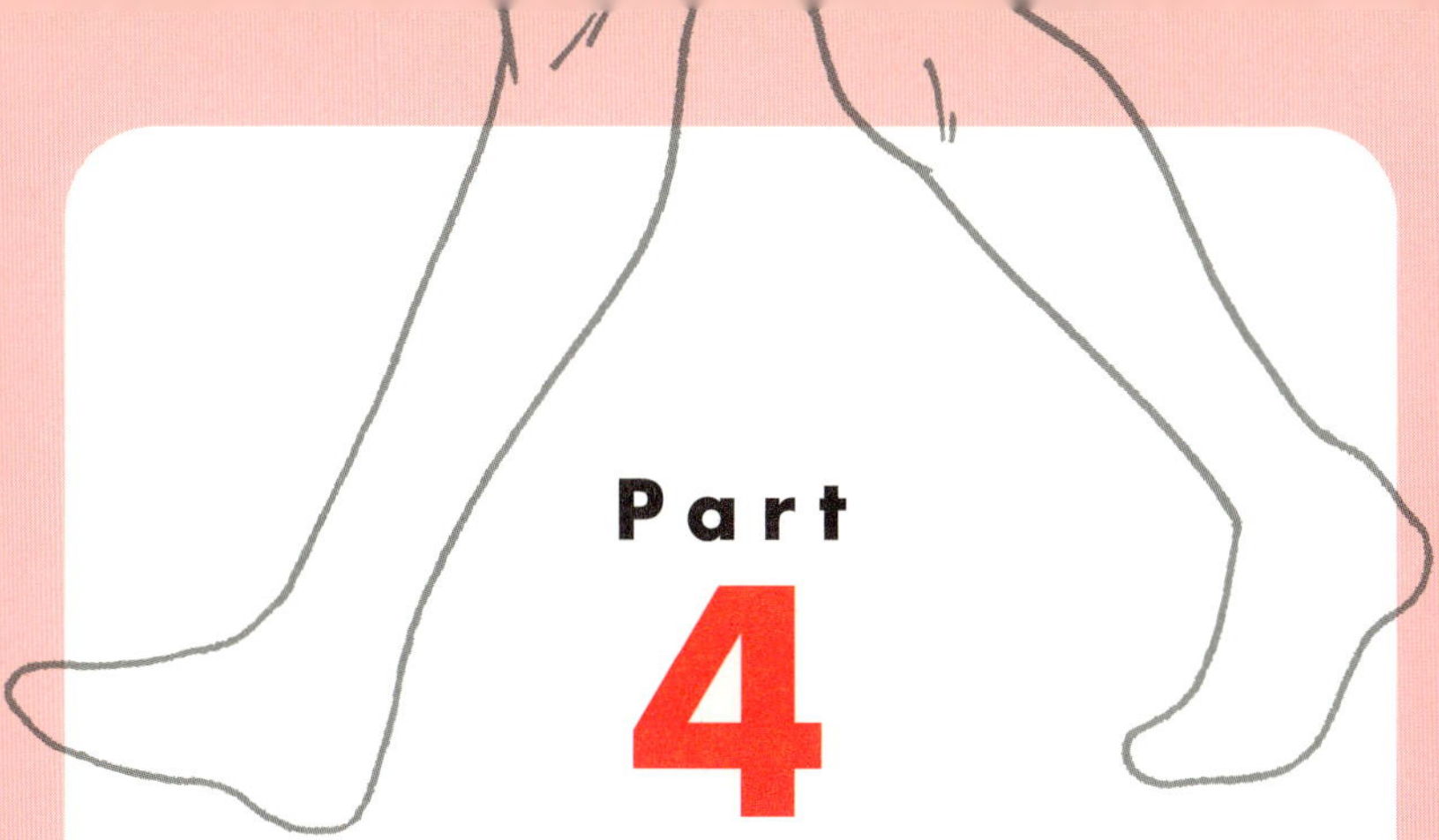

Part 4

日常生活編

100歳まで歩くための暮らしの習慣

39

足首を守るために やってはいけない動き

自分の足で歩くことにとって、足首のゆるみが脅威であることは、理解してもらえたと思います。

「でも、今まで足首のゆるみが問題だなんて聞いたことがなかったな。もっと話題になっていてもいいのでは？」と思われた方も多いでしょう。本当にそのとおりです。

私は、捻挫があまりにもありふれたケガであり、とくに子どもにとってはすぐに歩けてしまうほど「小さい」ケガであると思われていることが、問題の矮小化を招いているように思います。

われわれ人類は長い時間をかけて、自然界の脅威をある程度克服してきました。もっと原始的な時代であれば、肉食獣から身を守るためにすばやく移動することが重要視されていたでしょう。たかが捻挫でも、命取りだったはずです。

足首をぐるぐる回す体操・健康法は要注意

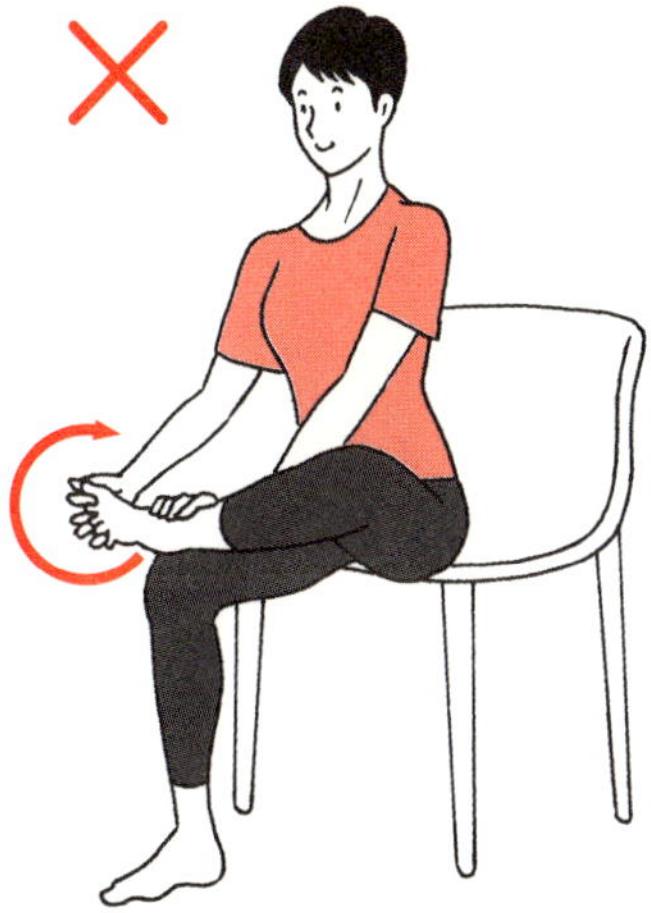

足首を回す準備運動は、靭帯が伸びるだけでメリットはありません。足首を回すより、本書で紹介している運動を実践してみましょう。

生き物としては本来、「たかが捻挫」などとあなどらず、細くて弱い足首を大切に守らなくてはいけないのです。

足首を守るためのポイントはたったひとつです。それは、前距腓靭帯を伸ばす動きをしないということ。つま先を上げる動きはOKですが、**つま先を下げる動きはNG**です。このあとも強調しますが、もっとも避けてほしいのが「正座」の足首の形です。

それから、**足首をぐるぐる回す動きもNG**です。足関節は地面の凹凸にアジャストするため、ある程度柔軟に動きます。しかし、基本は上下の動きのみ、しかも下げるのは必要最低限にとどめましょう。

40

老化による筋力の低下がつまずき・転倒につながる

若いうちは足首のゆるみがあっても筋力でカバーできますが、ある程度の年齢になるといろいろと不具合が現れます。老化は突然やってくるものなので、変化に気づき、対応することが大事です。つまずきや転倒は、老化による不具合の代表例です。

なぜ老化すると転倒するのか。それは、**老化によって筋力が低下し、つま先が上がらなくなる**ことに一番の原因があります。ですから意識的につま先を上げましょう。アキレス腱伸ばしの運動は、つま先を上げるのに有効です。歩くときには大腿を高く上げて、歩幅を大きくすることを意識しましょう。足が上がっていれば、転ぶリスクは低くなります。

私は、人間の体の「耐用年数」は50年そこそこなのではないかと考えます。長らく「人生50年」と言われてきました。実際に、明治、大正、昭和も戦前までは、平均寿命の統計は40代でした。衛生状態や医療環境が悪く、乳幼児や若者が多く亡くなった時代ですが、

アキレス腱伸ばし

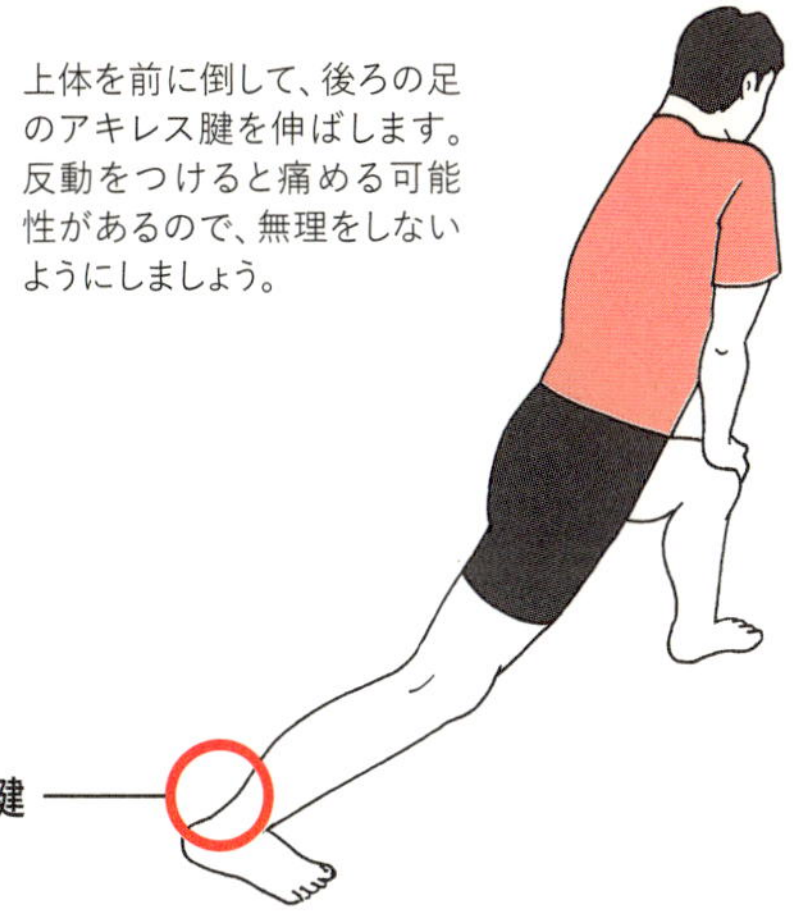
上体を前に倒して、後ろの足のアキレス腱を伸ばします。反動をつけると痛める可能性があるので、無理をしないようにしましょう。
アキレス腱

大人の多くは50歳そこそこで亡くなっていました。「初老」が40歳を意味する言葉だったことや、還暦が長寿のお祝いだったことも「人生50年」を裏付けています。織田信長が好んだという『敦盛』も、「人間五十年」という文句で始まりますね。

私はこの50歳そこそこというのが、野性的な状況下での人間の寿命なのだと考えます。私たちの体は、60年も70年も生きることを想定してできていません。そのような身体的な進化もしていません。平均寿命が延びても「四十肩」という言葉がなくならないのはそのためのように思います。筋力低下とも関係があると思います。

41 杖の使用には要注意

「転ばぬ先の杖」と言われるように、杖は、転倒による骨折を防ぐツールとして、広く認知されています。確かに高齢者にとって、転倒は想像以上の大ダメージとなるので、なるべくそのリスクを軽減したいと考えるのは自然なことです。

ただ、私は安易に杖を使用することには反対しています。杖をつくことによる転倒予防効果はもちろん認めます。しかし、**杖をついて歩くようになると高確率で手首を痛めてしまう**のです。そのため、まず「足首テーピング」で杖のつきはじめを遅らせることができるのであれば、しばらく様子をみましょう。

足首テーピングは「まだがんばって歩きつづけたい」という気持ちを応援します。筋力の衰えによる不安はまず足首に出ますので、足首をいいポジションに固定すれば、どうしても杖がないと不安と感じる時期を遅らせることができます。

手首に優しい杖

〈ロフストランドクラッチ〉

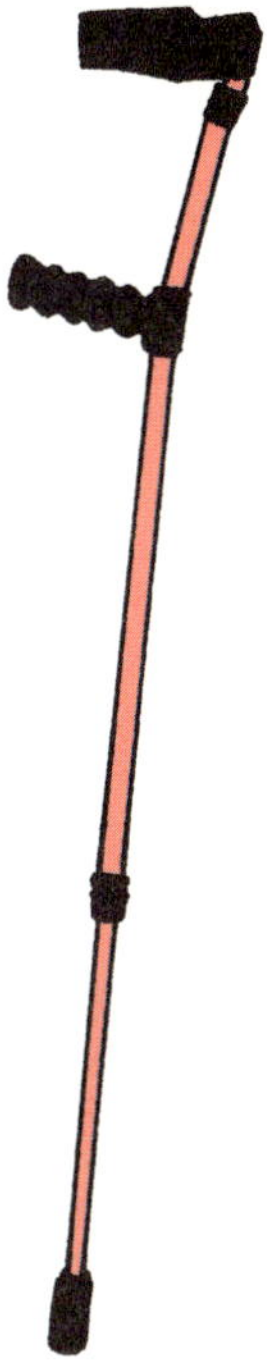

前腕を通す「カフ」とグリップで体重を支えるため、普通の杖より手首に負担がなく、握力の弱い方、手首に力が入りにくい方向けの杖です。

〈ノルディックウォーク用のポール〉

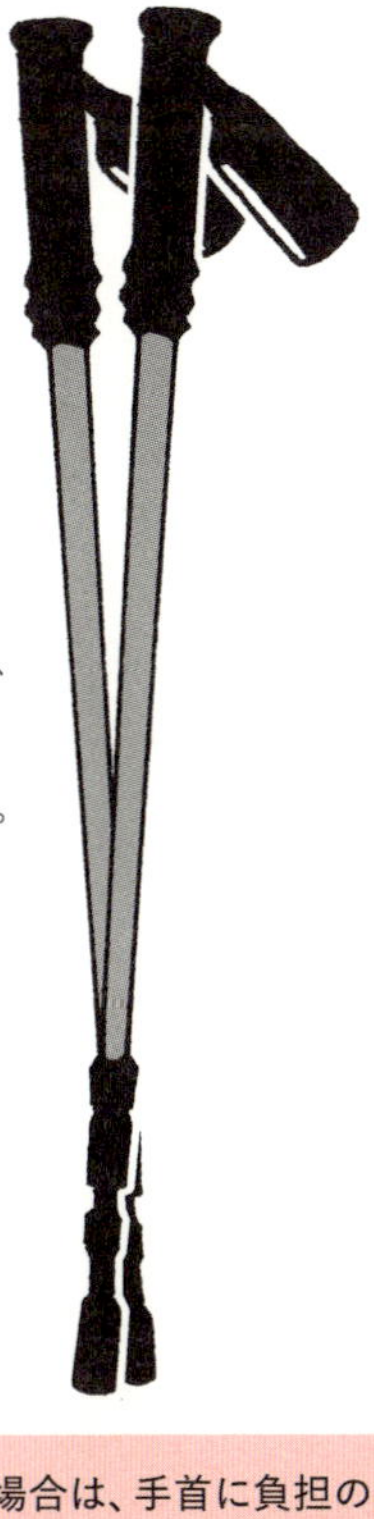

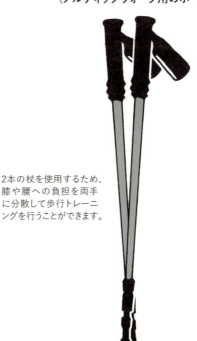

2本の杖を使用するため、膝や腰への負担を両手に分散して歩行トレーニングを行うことができます。

やむを得ず杖を使用することもあるでしょう。その場合は、手首に負担のかからないロフストランドクラッチをおすすめします。なお、ウォーキング時に転ぶ不安を解消したい場合は、ノルディックウォーク用のポールであれば比較的手首にも優しいため、おすすめです。

42

できる動きから始める。急ながんばりは、むしろ逆効果

体重を落とすため、運動不足解消のため、強度の高い運動をしようと考える方もいるかもしれません。ですが、まずは、できることから始めましょう。安易な気持ちでケガのリスクがある激しい運動をして、深刻な事態を招かないようにしてください。

●歩けない人は走れない、歩けない人はつづかない

「ウォーキングを30分も40分もやりたくないから、ジョギングを10分だけやろう」「筋トレを5分だけやろう」と考える人は少なくないと思います。ただ、実際に歩けない人がすぐに走れるはずもなく、ケガをしてしまうか、実行・継続ができなくてやめてしまうことがほとんどです。まず、歩くことから始めましょう。歩行がすべての運動の基本です。歩くのが難しいと思った人は、市民プールでの水中ウォーキングをおすすめします。

●あこがれのスポーツに急にチャレンジしない

「いくつになっても挑戦はできる」――言葉としては美しいのですが、今までやってこなかったスポーツに唐突に本気で取り組むのは考えものです。真剣にそのスポーツに取り組んできた人でも歳を重ねたあとは、ケガをしたり、そのリスクを考慮したりした結果、関わり方を変えています。「いつかはやってみたかった」という気持ちはわかりますが、高齢になってからなにかを始めるときは、難度の低いことから順序よくやりましょう。ウォーキングができて、体力に自信がついてからでも遅くありません。

●ずっとつづけてきたスポーツについて

若いころからラグビーをつづけている人、毎週の草野球での全力プレーが生きがいという人、趣味のゴルフのために生きているという人など、長年スポーツを愛好している人には「やれるときにやっておきましょうか」と言葉をかけます。ひょっとしたらケガをしてできなくなるかもしれませんが、もはや人生の価値観で判断するレベルですから。

●筋トレはストレッチとセットで

筋トレはどうしても曲げる動きが多くなり、関節にとっては必ずしも望ましくない部分もあります。ストレッチを取り入れて、伸ばす運動もセットで行いましょう。

43

足首を守るためにくるぶしを固定する靴を選ぼう

靴を選ぶ際、足首のことだけを考えれば、理想に近いのは登山靴です。足首までしっかりホールドし、障害物があっても足をひねりにくい構造になっています。しかし、高山用の登山靴を町中で履いたら奇妙ですし、必要以上の重装備ですので現実的ではありません。

スニーカーの代わりにするならハイキングシューズを選択するというのは、アリです。ホールド感なら、**ブーツも足首にとっていい構造**です。逆にサンダル類は足首のゆるみがある人にとって、履物による固定効果はゼロなのでおすすめできません。

靴選びがテーマですが、「裸足」はそもそも、足本来の機能を発揮できるようにできています。人間の足は、地面をグリップしやすいように足指や足全体が発達してきました。言うなれば、「人類の歴史」の表れです。とはいえ、現代社会では自宅などを除いて裸足で暮らすことなど不可能だと思います。

足首までホールドする靴

〈ハイキングシューズ〉

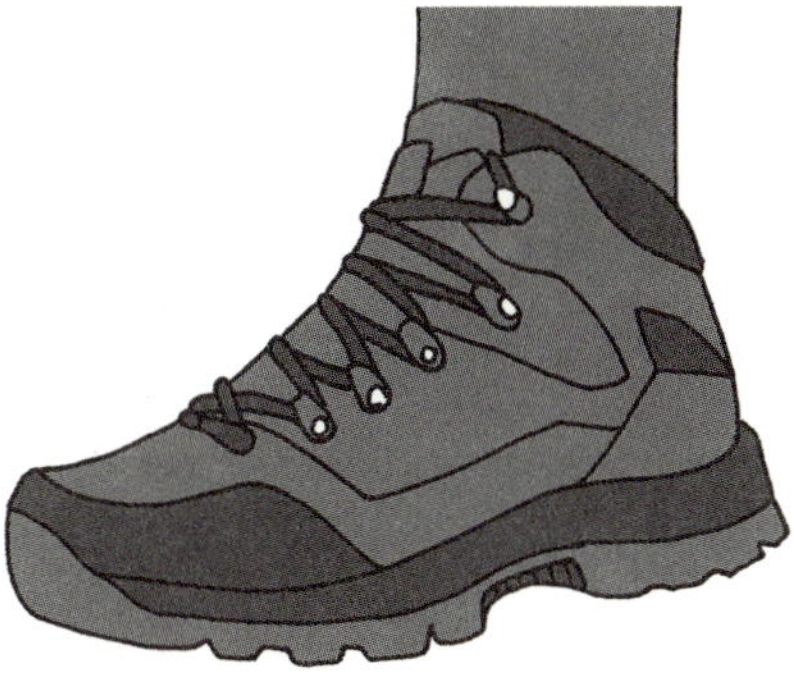

「日本人にあわせた幅広デザイン」といった売り文句の靴もありますが、幅が広ければいいわけではありません。ゆとりがあっても足にあっていないと、一体感がなくなり歩くときにムダな力が必要になってしまうのです。「横のアーチ」ができにくい、悪い歩き方を助長する可能性もあるので、フィット感を重視しましょう。

〈ブーツ〉

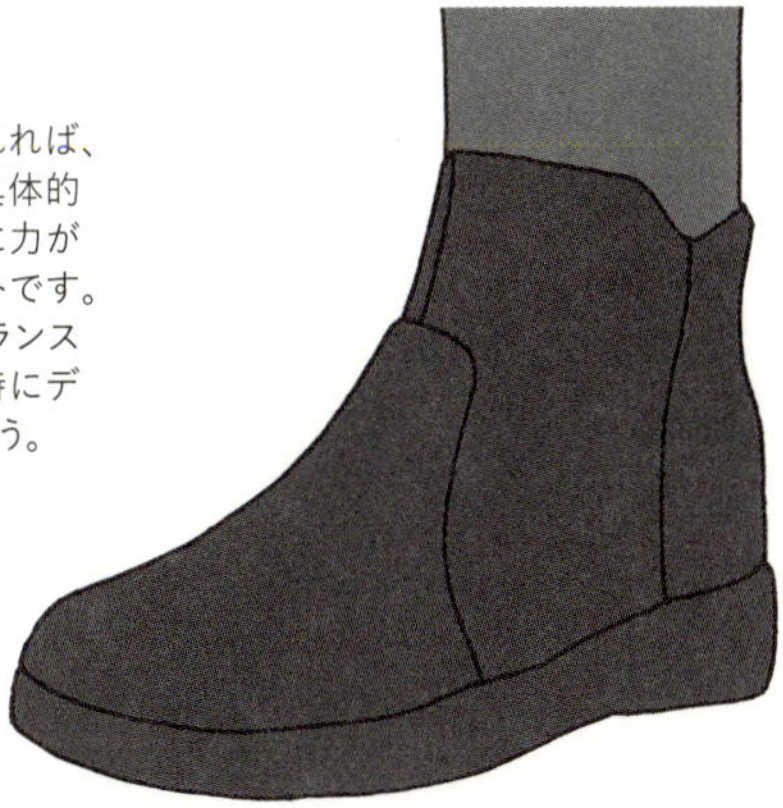

安全に「裸足感覚」を取り入れれば、足にいい効果があります。具体的には、靴を履いたまま、足指に力がこめられるかどうかがポイントです。指が動かせない状態だとバランスがとりにくくなるため、試着時にデザインやサイズに注意しましょう。

44

足首を守って長い距離歩ける靴ひもの結び方

長時間・長距離のウォーキングを楽しむには、靴の履き方にもポイントがあります。まずとても重要なのが、かかとにあわせて履くことです。普通に靴を履くとかかと側にスペースができてしまいますが、これはNG。**かかとでトントンと地面をたたいて、ピッタリあわせます**（つま先トントンする人がいますがNGです）。つま先側に多少のスペースがあるのはOKです。

この状態で靴ひもを通していきます。このとき、**強く結びすぎて血流が悪くならないように、逆に弱すぎて足と靴がバラバラにならないように**、気をつけてください。

いろいろな結び方がありますが、靴底が引き寄せられるような一体感を味わえる「ラダー」という結び方を、左ページで紹介します。脱ぎ履きに少し時間がかかりますが、ウォーキングのときにぜひ試してみてください。

「ラダー」の結び方

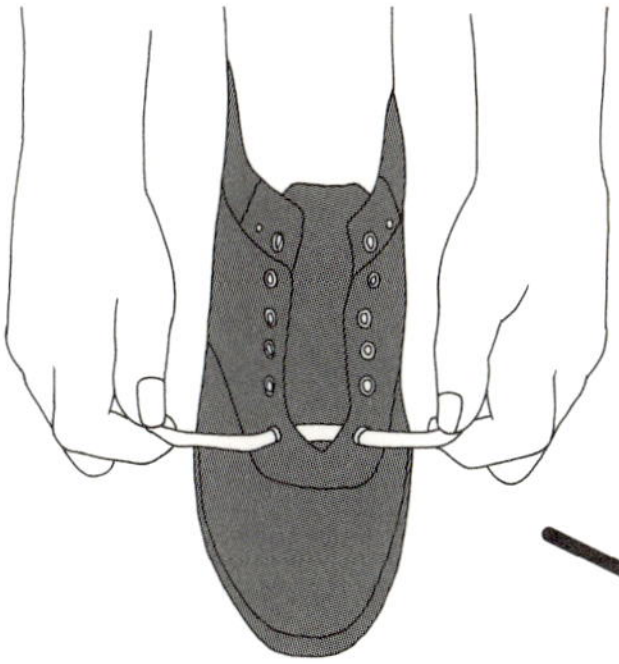

1 靴ひもの両端を一番下の段の穴（ハトメ）に内から外へ通します。

2 垂直にすぐ上の穴に外から内へひもを通して「縦のライン」を作ります。

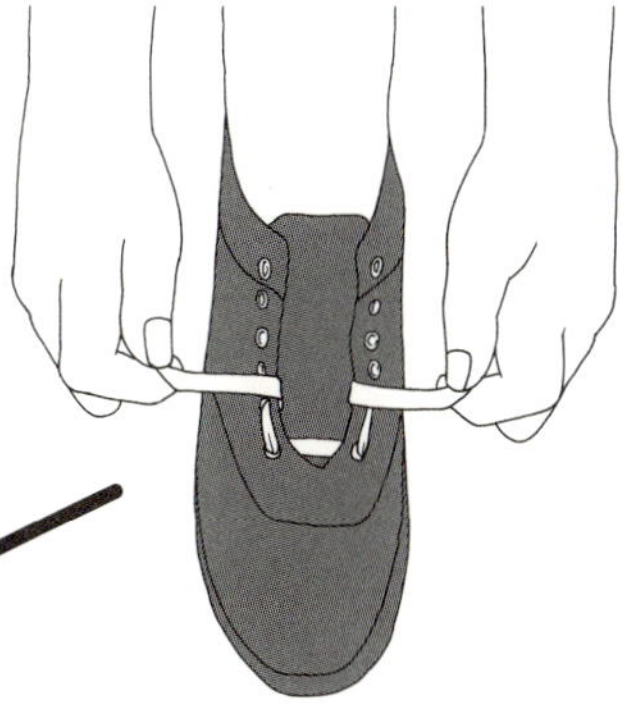

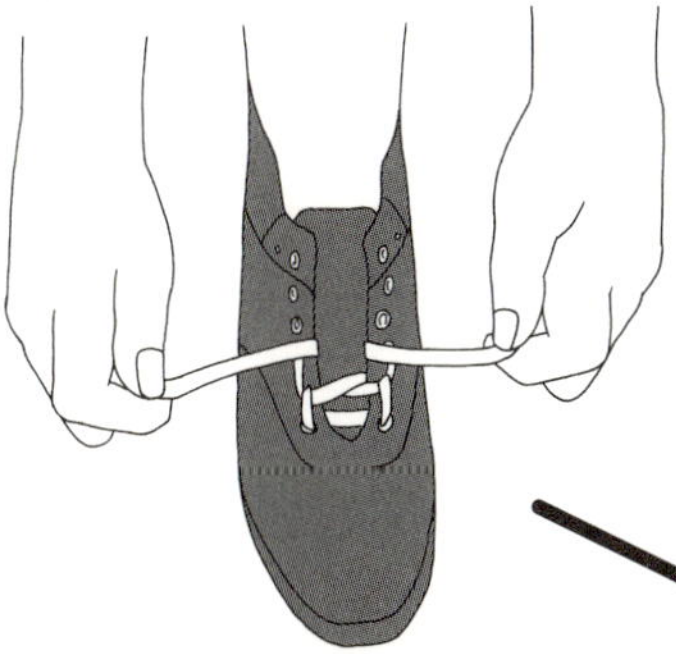

3 内から出したひもを交差させてから、「縦のライン」をくぐらせ、ひとつ上の穴に外から内へとひもを通して、また「縦のライン」を作ります。

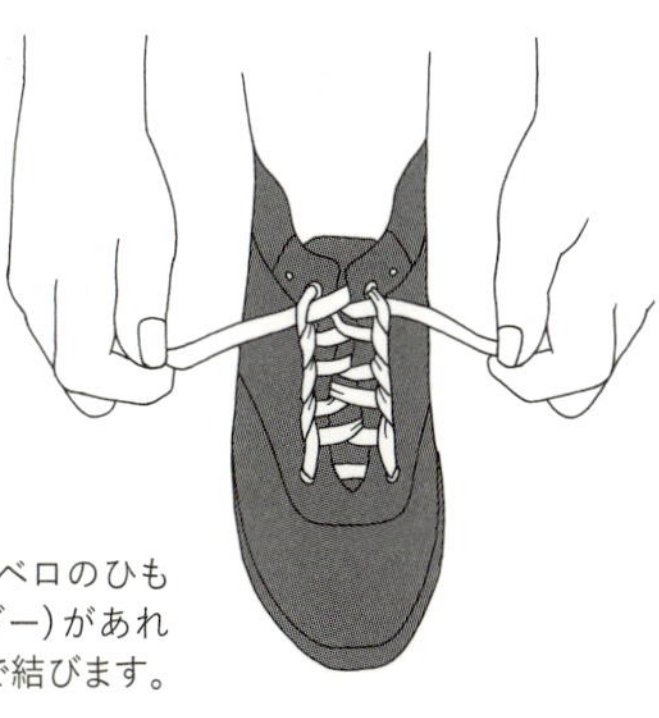

4 3をくり返します。途中、ベロのひも通し（シューレースホルダー）があればくぐらせます。一番上で結びます。

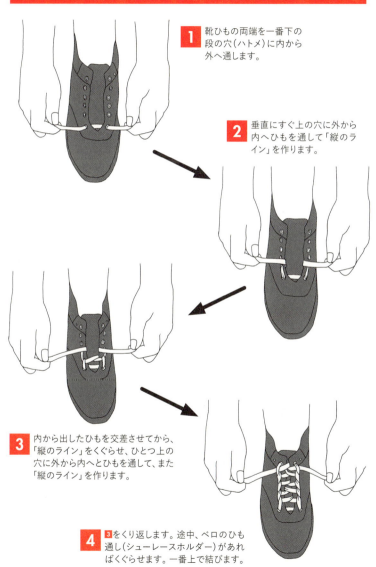

45

正しい立ち姿勢とは

足首テーピングの効果を高めるためには、バランスのとれた姿勢を意識することが大切です。足首が傾くと、バランスの悪い姿勢がくせになってしまうので、かなり意識して直していく必要があります。

ただ、ここで気をつけてほしいのが、焦らないことと、正しさにこだわりすぎないことです。長年のくせを正していくのは容易ではありません。昨日より今日、今日より明日と、少しずつでも改善させていくことが大切なのです。

理想の形や完璧なバランスというものはありますが、それにこだわりすぎるとうまくいきません。現実には、自分なりの心地いいバランスで折りあいをつけることが第一で、そのうえで理想の形に少しずつ近づけていけばＯＫです。

さて、歩くことの重要性をくり返し述べていますが、その前に立ち姿勢を確認しまし

正しい立ち姿勢

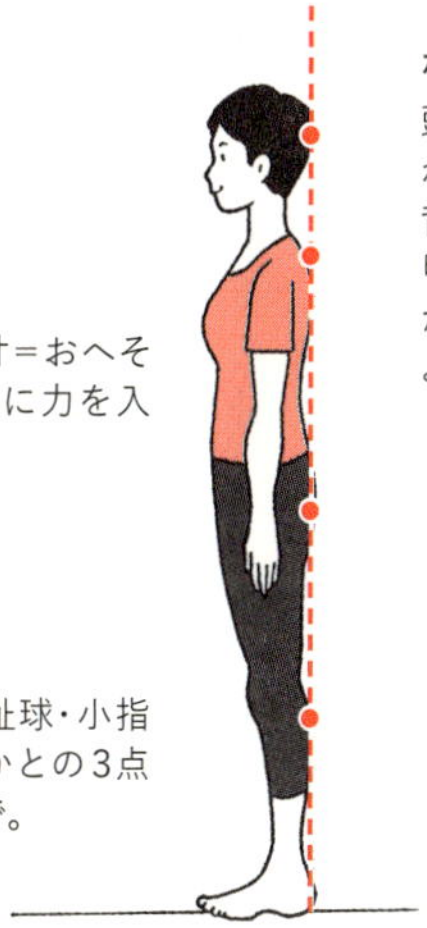

ポイント①
頭のてっぺんを引っぱられて吊るされるイメージで背筋を伸ばします。頭、肩甲骨、お尻、ふくらはぎ、かかとが一直線上になるよう意識します。

ポイント②
丹田（へそ下三寸＝おへそから9センチ下）に力を入れます。

ポイント③
足の裏は、母趾球・小指の付け根・かかとの3点で支える意識で。

よう。このとき、3つのポイントを意識してください。

ひとつ目は、**まっすぐな姿勢**です。頭のてっぺんにフックがついていて、真上に持ち上げられているイメージで立ち、頭と腰の位置がそろうとバランスがよくなります。

2つ目は、**丹田（へそ下三寸）に力を入れること**です。おへその下9センチあたりを意識すると、腰からお腹の下をつなぐ腸腰筋に力が入り、腰骨のバランスが整います。

3つ目は、足の裏の母趾球・小指の付け根・かかとの3点で立つイメージをもち、**足の裏全体を使うこと**です。

46

正しい床の座り方とは

日本人は昔から床に座ることが多い生活様式でしたが、今では和室のない家も増えていて、あまり床には座らないという人も増えているようです。

さて、いつまでも自分の足で歩ける体でいるために、どのような座り方が正しいのでしょうか。

「正しい座り方？　答えを言っているじゃないか。正座でしょう」――そんな声が聞こえてきますが、私はずっと「正座はちっとも正しくない」と主張しています。**正座の足首の使い方は、曲げてはいけないほうに曲げているうえ、体重を乗せることによって靭帯が伸びてしまいます。**「正」という字のせいで「正式な」座り方だとされていますが、避けられるものなら全力で避けてほしいとつねづね思っています。

東アジアのほかの国には「正座」の文化はありません。そして、日本にも江戸時代まで

よい座り方・悪い座り方

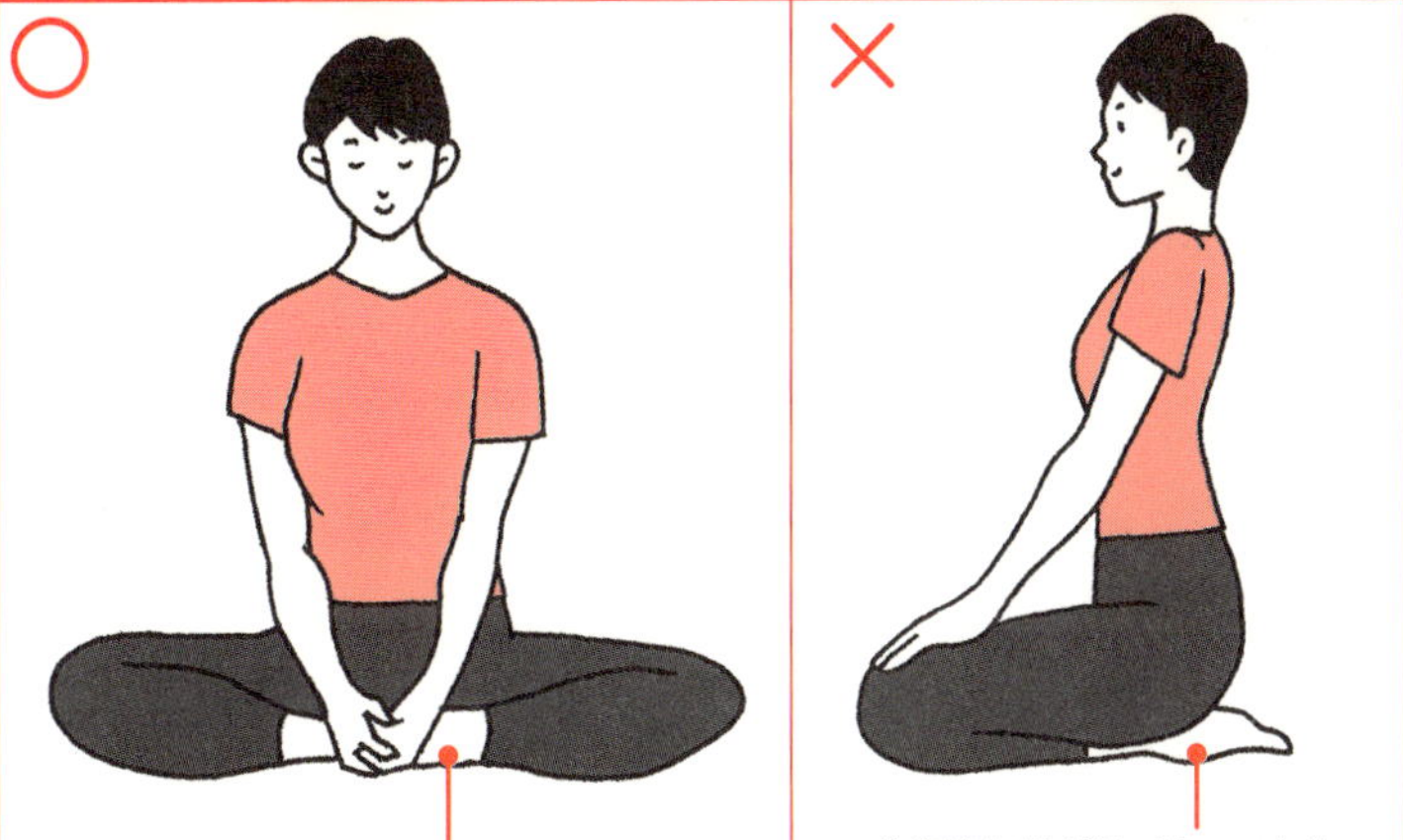

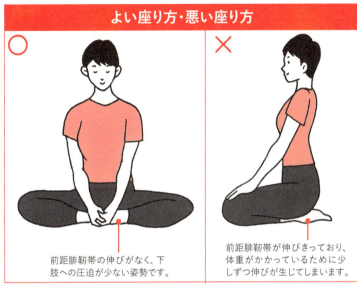

○ 前距腓靭帯の伸びがなく、下肢への圧迫が少ない姿勢です。

× 前距腓靭帯が伸びきっており、体重がかかっているために少しずつ伸びが生じてしまいます。

はなかったようです。正座をさせて、大腿に重い石をのせる拷問や刑罰はあったようですが……。

なにをもって正しいとするかは別にして、よりましな床への座り方は、足の裏と裏をあわせて膝を左右に大きく開く「楽座」や「あぐら」です。「横座り」も頻繁に左右を変える場合、正座よりはずっとましです。

しかし、いずれにせよ、長時間同じ姿勢でいるのはよくありません。テレビをみたり、本を読んだりと、座ってなにかをするシチュエーションでは、たいてい時間を忘れてしまいがちです。ときどき姿勢を変えることを心がけてください。

47

正しい椅子の座り方とは

現代では、床に座るよりも椅子に座る場面のほうが多くなりました。とくに問題視したいのは、デスクワークの時間の長さ。当たり前のように、ほとんどの時間を椅子に座って過ごす人も多くなりましたが、生き物としては非常に不自然なことです。

そこで、座って仕事をする時間が長い人は、次のことに注意しましょう。

❶長時間同じ姿勢でいない

関節を同じ位置で固定したままにすると、疲労やこりを感じるようになります。座面と密着しているお尻や大腿は、圧迫によって血流が悪くなりやすい状態です。もちろん、足首も同様です。タイマーを使うなどの工夫をして、定期的に体を動かしましょう。

❷左右のバランスに気をつける

足を組むときは、いつも同じ組み方ではなく、左右の組み替えをしましょう。片側の足

よい姿勢・悪い姿勢

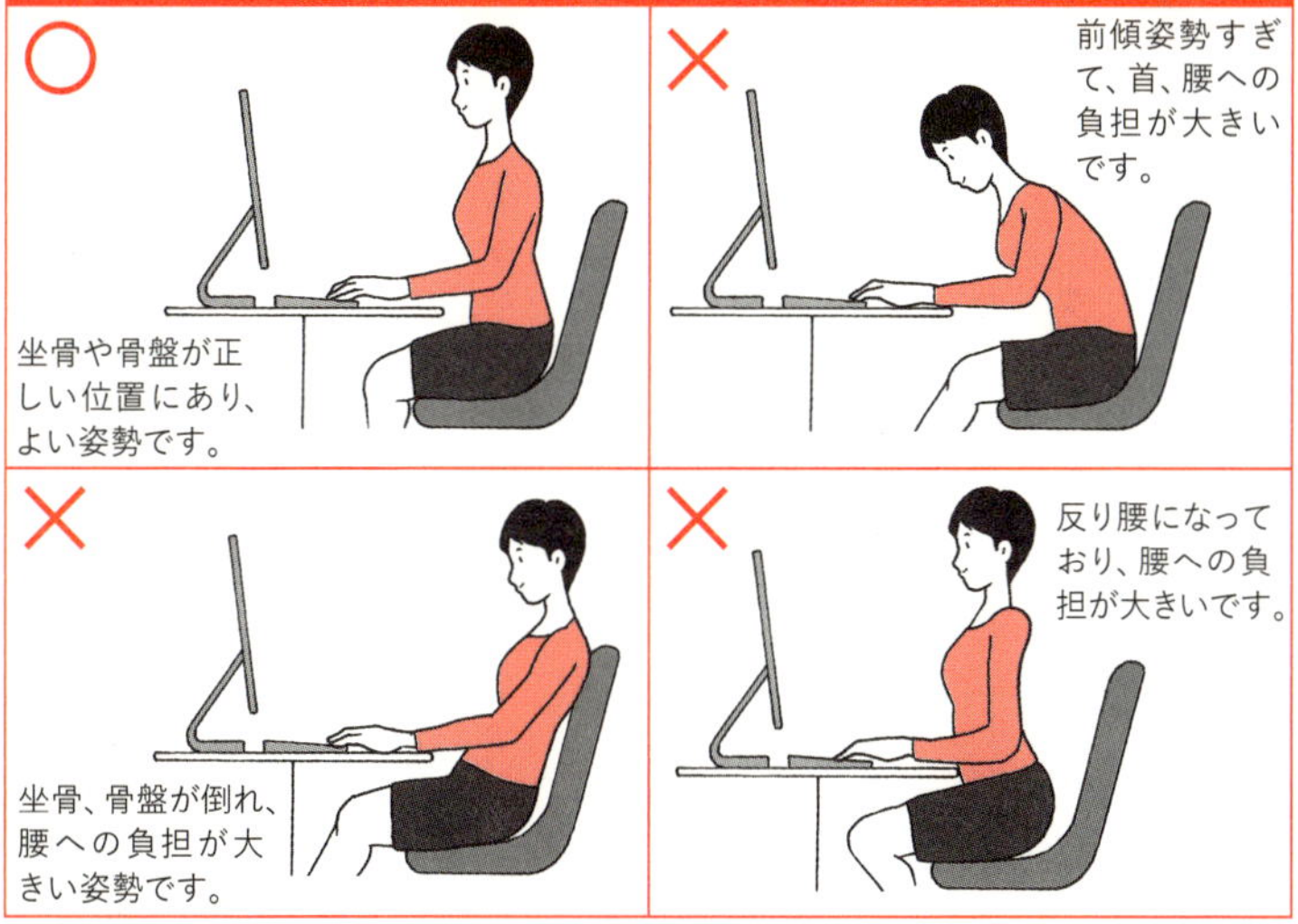
○
坐骨や骨盤が正しい位置にあり、よい姿勢です。
×
前傾姿勢すぎて、首、腰への負担が大きいです。
×
坐骨、骨盤が倒れ、腰への負担が大きい姿勢です。
×
反り腰になっており、腰への負担が大きいです。

を折りたたんで、反対側の大腿の下に差し込むクセのある人がいますが、足首にとっても腰や背骨にとっても悪い習慣です。

❸極端な底屈を避ける

足を投げ出すような座り方は足首が伸びて（底屈）、靭帯が伸びてしまいます。すねと足の角度は90度より大きくならないようにしましょう。

❹足首を回さない

足首にとって負担にならないのは、まっすぐ縦方向に動かす動作だけです。無意識に、デスクの下で足首を回すのはNG動作です。それをするくらいなら、体にいい「貧乏ゆすり」を推奨します。

48

長く歩くためのおすすめアイテム

いつまでも自分の足で歩くために有効なアイテムを紹介します。

まずは、**スマートフォンやウエアラブル端末の歩数計機能**です。iPhoneは標準搭載の「ヘルスケア」で、Androidを搭載したスマートフォンは「Google Fit」(iPhone用にも配信しています)がよく利用されていますが、ほかにもいろいろなアプリがあります。自分の1日の歩数を意識して、歩きつづけるためのモチベーションアップに役立てましょう。

また、**5本指ソックスや足袋ソックス**をはくと、足指に力が入りやすくなります。昔からある青竹踏みは、踏むと単純に足つぼが刺激されて気持ちがいいというのもありますが、縦のアーチ、横のアーチを整えるのに格好のアイテムなのでおすすめです。

薬局などで売られている「むくみ対策」の**着圧ソックス**も効果があります。むくみは足の神経にも悪影響があります。足先はフリーで、圧力弱めのものから試してみましょう。

テーピングとあわせて使いたいアイテム

5本指ソックス

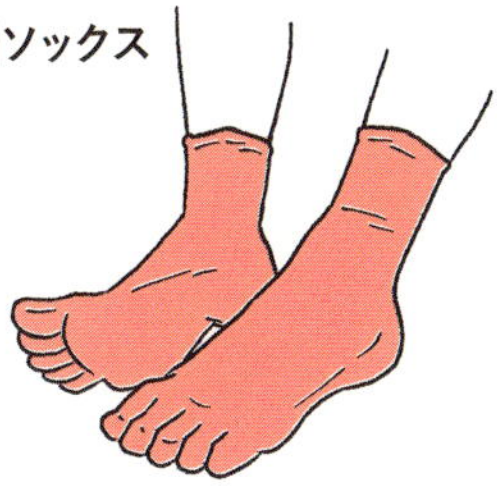

スマートウォッチ

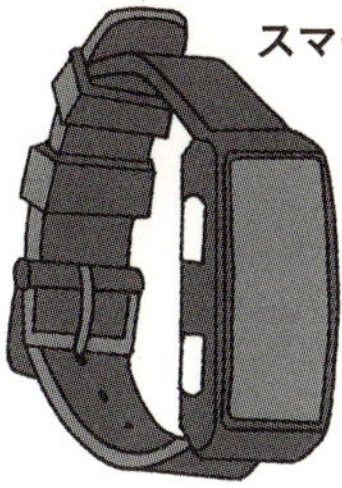

青竹踏み

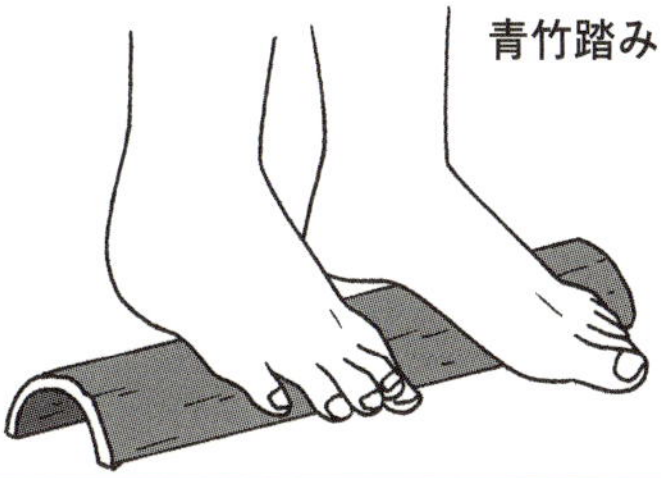

紹介したアイテムは比較的安価にそろえることができます。運動を充実させるアイテムとして取り入れてみましょう。最近は、時計ではなく指輪になっているデバイスもあります。用途や頻度にあわせて購入を検討してみてください。

近年流行っている**「足裏EMS」**も理屈としては悪くありません。EMSとは、Electric Muscle Stimulationの略で、電気の刺激で筋肉を動かして運動効果を得るという健康器具です。腹筋用のものが主流ですが、最近は足裏用のものも流行しています。運動効果はわかりませんが、筋肉に振動刺激を与えることで、疲労解消の効果が期待できます。

おすすめしないのは、外反母趾防止をうたったアイテムのうち、**ウレタンなどをはさんで足指を拡げるもの**です。横のアーチを崩して扁平足の元になり、かえって足にとってよくありません。

49

しっかり食べて、寝たきりの原因「フレイル」を避ける

支援や介護が必要になる一歩手前の状態、自立と要支援の中間のような状態を「フレイル」と呼びます。日本語で言うなら「老年性の虚弱」といったところでしょうか。

もともと生き物は、だんだんと活発さが失われて老木が枯れていくかのように死へと向かっていくものであり、「老年性の虚弱」は自然な現象ではあります。

しかしながら、誤った知識や思い込みが原因で、自然な現象よりもずっと早いペースで虚弱への悪循環にはまっていくようなケースもあるようです。

とくに、栄養面の誤認や思い込みには注意してください。

まず改めたい思い込みが、「太ってはいけない」「やせていたほうがいい」です。**もっとも健康でいられるのは「小太り」体型**という研究成果が発表されています。もちろん太りすぎはいけませんが、高齢になってからは「やせている」は決していいことではありませ

BMIと全死因の死亡リスク(ハザード比)の関係

※死亡リスクは、BMIが23.0〜24.9の場合を1とした値。

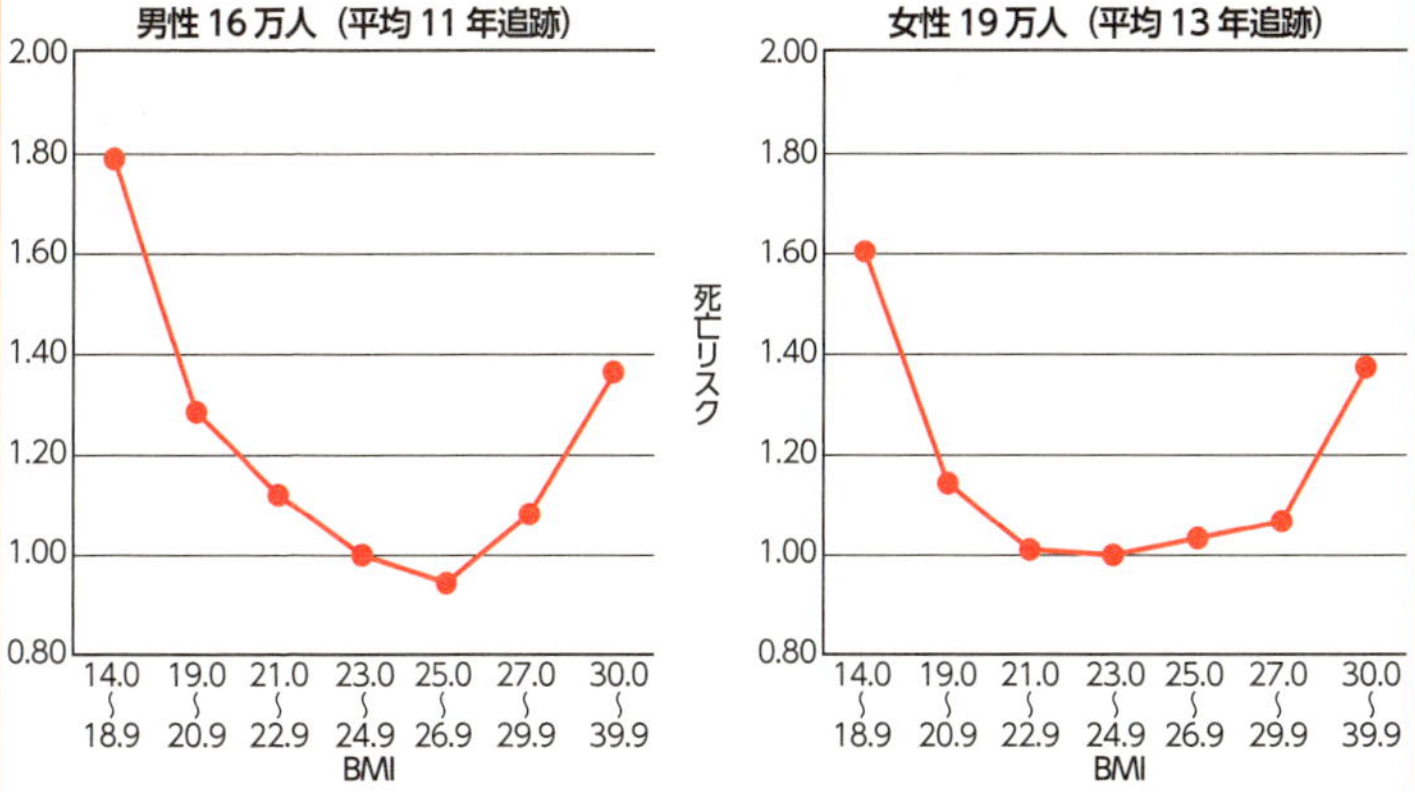

健康に長生きするためには、小太りの人よりも、やせすぎている人のほうが死亡リスクが高いのです。

出典:J Epidemiol. 2011;21(6):417-30.

ん。若いときとは意識を変えて、やせないように体重をチェックしましょう。

食事量が減るのはしかたないことなので、とくにタンパク質を多く摂取するように心がけましょう。中年期まではもっと積極的に野菜を摂りましょうと言われつづけてきたかと思いますが、高齢になってからは、肉、魚、卵、乳製品などを積極的に摂取することが重要になります。

そして、食べたいものを食べるという意欲も重要です。やりたいことをやってこそ、精神的な充足度は高まります。他人に過度な迷惑をかけないレベルで、好きなことをしましょう。

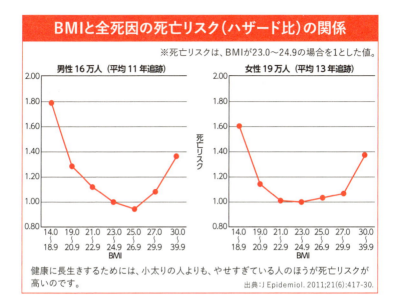

50

痛み止めには安易に頼らない

原因はわからないけれど、足や腰に痛みを感じる。けれど忙しすぎてなかなか病院へ行く時間がとれない。とりあえず、薬局で市販の鎮痛剤を買って飲む——こういうことはありがちだと思いますし、応急的な対処としてはやむを得ないでしょう。

ですが、とにかく少しでも早い段階で整形外科を受診するようにしてください。

これまで説明してきたとおり、原因が神経へのダメージだとすると、ダメージは時間経過とともに拡大していき、それを回復させようとしても長い時間がかかるようになってしまいます。

さらにその原因を放置しておくと、最悪の場合、歩けなくなってしまうことだってあるということを忘れないでください。

医師の指導で痛み止めが処方されることもあるでしょう。もちろん、それも対症療法ではありますが、**原因がわかり、悪くなっていく原因を絶ったうえで痛みをやわらげることと、悪化している状況をそのままにして痛みだけを取り除くのとでは、雲泥の差があります。**

また、「痛み止め」といっても、痛みの種類や大きさによって有効な薬も違ってきますし、薬局では市販されていない痛み止めでも、医師であれば処方することもできます。痛み止めを内服すること自体は、確かに対症療法です。一般的に安静が必要な急性期を過ぎたら、逆に少しずつ動かしていくことが必要になります。薬を飲んでいれば治るのではありません。

痛みがやわらいできたら、無理のない日常生活動作から再開していきましょう。その際、以前とまったく同じことをしていたら、痛みが再発する可能性もあります。原因がわからない状況であっても、「あの動作がいけなかったのか、じゃあ次はこうしてみよう」など、自分自身で体を見つめ直していきましょう。

医師は、多くの症例を診てきた専門家です。自分の考え・判断が妥当かどうかも含め、心ゆくまで相談して、納得できる治療に取り組んでください。

51 整体やマッサージを過信しない

市販の鎮痛剤と同様に、「とりあえず」とマッサージ店や整体院で、痛いところを揉みほぐしてもらうという人も多いようです。医師としてはやはり**「おすすめしません。早めに整形外科の受診を」**としか言えません。

日本では、患部の改善が行える国家資格として、医師、理学療法士、作業療法士、柔道整復師、鍼灸師、あんまマッサージ指圧師がありますが、町中で見かけるカイロプラクティック、整体院、マッサージ店など多くの場合、国家資格とは無関係です。独自技術や企業内研修などの「技能」はあるかもしれませんが、極論、誰でもできてしまいます。

最近、私がとくに問題だと思っているのが「筋膜はがし」「筋膜リリース」をうたったもので、「頭蓋骨はがし」まであります。百歩譲って「ほぐす」ならまだしも「はがす」はあり得ません。筋肉と筋膜の癒着は、ブロック注射やハイドロリリースといった治療で

国家資格の有無と施術内容

	病院整形外科	病院リハビリテーション	接骨院・整骨院	鍼灸院・あんま	カイロプラクティック・整体院
国家資格	あり（医師）	あり（理学療法士、作業療法士）	あり（柔道整復師）	あり（はり師・きゅう師・あんまマッサージ指圧師）	なし
内容	検査・診断、治療指示、治療（投薬・注射・手術）など	医師の指示に基づく運動療法、物理療法などのリハビリ治療	急性外傷の整復・固定、機能訓練	針と灸、マッサージ	骨格調整、リラクゼーションなど

ようやく剥がすことができるもので、揉んでもさすっても意味はありません。また、患部に強い力をかけたり、揉んだり曲げたりすると、より悪化する危険もあります。

他方、国家資格をもつ鍼灸師が行う鍼灸は、WHO（世界保健機関）からも効果が認められ、注目されています。痛みの軽減や血行促進などが期待できます。

同じく国家資格をもつ柔道整復師は、捻挫や脱臼といった急性期の治療が専門です。とくに武道や球技などスポーツによるケガの治療を得意とする人が多い傾向があります。こうした特性を知ったうえで利用することをおすすめします。

52
痛くなったらまず冷やす。落ち着いたら温める

患部に痛みがあるときに、温めたほうがいいのか、冷やしたほうがいいのか――一般的には、**急性期の2〜3日は冷やす（または放置）、慢性期は温める**のがいいでしょう。

急性期には、「炎症」という反応が現れます。これは緊急事態が発生した患部に対して、体が自分で施す「緊急警報」「ブレーカー遮断」のようなものです。血流が増加し、腫れて熱をもち、痛みを感じさせ、その部位の安静を強制します。

炎症が起こったら、もっとも重要なのは安静にすることです。それから「緊急警報を解除」するために患部を冷やすことで、腫れ・発熱・痛みを除くことです。あくまでも安静にしていないと、また炎症反応が現れますので、冷やすことより安静が重要です。ちなみに、炎症反応がある患部を温めるのは、ただつらいだけなのでNGです。

慢性期や回復期には炎症反応はなくなりますが、患部は機能不全により疲れきっていま

捻挫の急性期と慢性期の対応

	急性期：捻挫してから2〜3日以内	慢性期：捻挫した4〜7日後
状態	捻挫直後、腫れや痛みが強く、患部が炎症を起こしている。	やや腫れや痛みが落ち着き、炎症は治まっている。
手当て	氷や冷水などで10〜15分ほど冷やす。血管が収縮し、血液の流れがゆるやかになり、内出血や炎症を抑えられる。	入浴や足浴などで患部を温める。血管が広がり、血のめぐりがよくなると、内出血の吸収が早まり、腫れがひく。
外用剤	鎮痛消炎成分 抗炎症成分 冷感刺激成分	鎮痛消炎成分 温感刺激成分 ビタミンEなど

⚠ケガをして痛みが残っている場合は、まず整形外科外来を受診しましょう。なるべく平日の日中がよいです。なお、我慢できない痛みであれば、救急外来を受診してください。

す。そのため、筋肉も神経も硬くなって、血流が悪くなり、酸素と栄養が行きわたらない状態です。ドヨーンとした重い痛みを感じるのはそのせいです。

この時期は、血流をよくするために温めるのが効果的です。神経にダメージがあるときは、体を冷やさないようにしましょう。

昨今の夏は、異常な高温になっています。暑い場所では、患部を温める必要はまったくありません。適度に除熱して、快適を保ってください。また、四六時中冷やしつづける・温めつづけるといった極端なことはやめましょう。

Part4

まとめ

- ▶足首をぐるぐる回す動作はしない。正座はできるだけ避ける。
- ▶杖は手首にとってよくないので、足首テーピングの活用によって、できるだけ使う時期を遅らせる。
- ▶運動はケガのリスクの大きいスポーツではなく、まずはウォーキングから始める。
- ▶靴は足首を保護するものが望ましい。靴を履くときはかかとにあわせて固定する。
- ▶ウォーキングなど運動の基本は、足の裏全体を使ってバランスよく立つことから。
- ▶座るときは長時間同じ姿勢でいないように注意する。とくに足を組むときは左右を変える。
- ▶座っているときは足首を回したり、極端な底屈になったりしないよう気をつける。
- ▶高齢になるほどタンパク質重視の食生活を心がける。

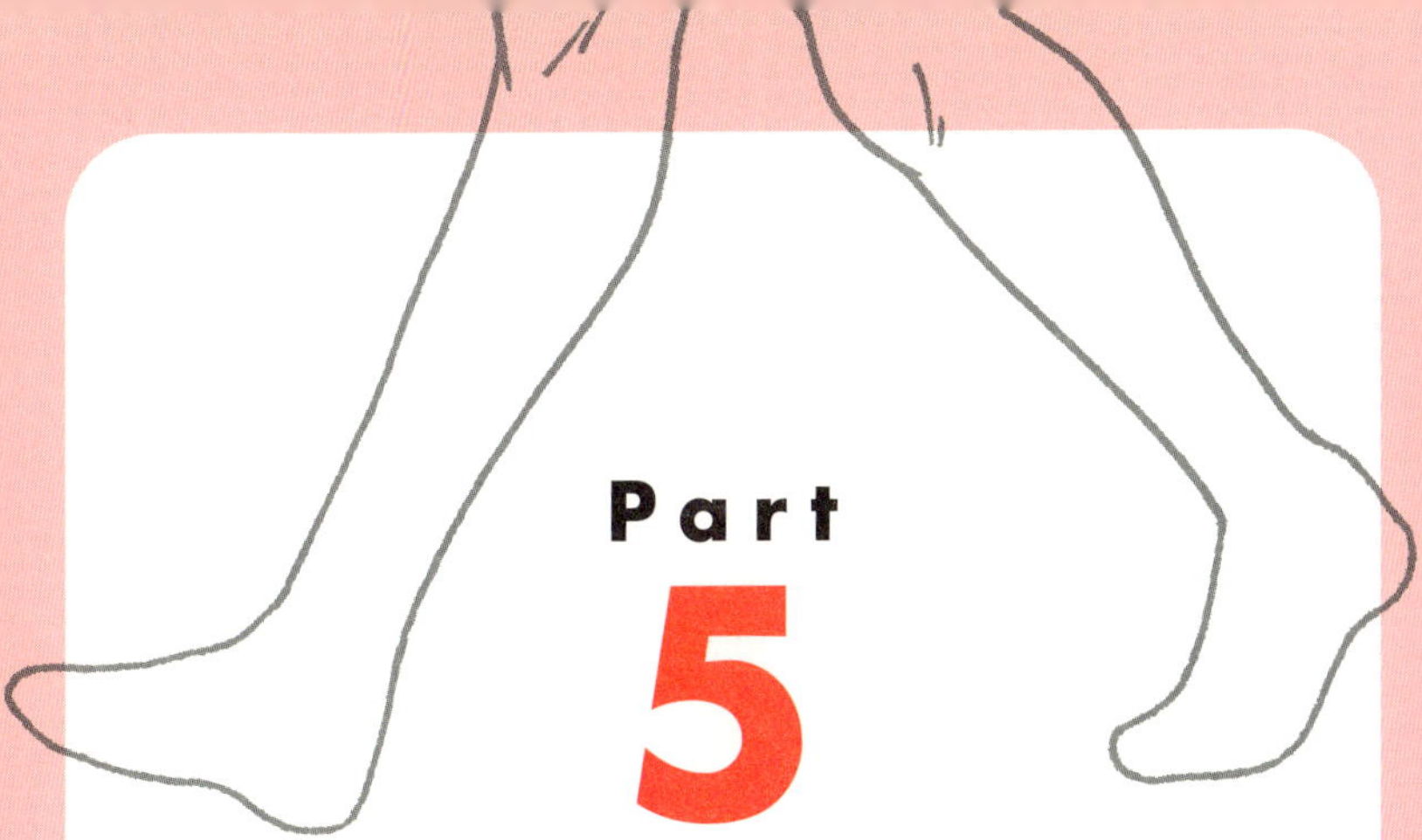

Part 5

ここが知りたいQ&A

＋患者さん実例集

歳を重ねても自分の足で元気に歩くためにはどうすればいいか、よく受ける質問に答えました。
足首のゆるみを直し、健康を取り戻した患者さんの実例もご紹介します。

Q

中腰で草抜きをしていると腰が痛くなりますが、同じ姿勢でも孫と遊んでいるときは平気です。なぜですか？

A

楽しいことをしているときは痛みを感じにくくなります。でも、それが終わるとまた痛みを感じるようになります。同じ姿勢をつづけるのはひかえましょう。

同じ姿勢でいても痛くなったり、ならなかったりするのは不思議ですね。

人体のメカニズムはまだそのほとんどが解明されていませんが、現在のところ一般的には、楽しい、うれしい、愛おしいといったポジティブな感情のときにより多く分泌するセロトニンなどの神経伝達物質の影響だろうと考えられています。

セロトニンが分泌すると、神経に作用して痛みが抑制されることがわかっています。痛みは「情動」という感情の一種ですので、楽しいことをしている間は感じにくくなります。

Q

50代女性です。自分がかなりO脚だということがわかりました。今さら矯正できないでしょうし、将来を思うと不安になります。

A

自覚できたのは大きな前進。矯正もできますし、将来はよりよいものになりました。

まず、あなたが今O脚だとわかっているということは、今後のあなたの人生にとって、間違いなく大きなプラスです。

もし、気がつかずに生活しつづけていたら、O脚が引き起こす変形性膝関節症や神経の牽引などによって、歩けなくなるリスクが高まる一方でした。気づいたことによって、悪い方向へ進むのを食い止められる可能性が出てきたと言えます。足首テーピングで足首のゆるみを整えた状態で、足首のポジションとO脚に注意しながらウォーキングをつづければ、O脚は少しずつ着実に矯正されていきます。先ほどのセロトニンの例もあるように、ものごとのいい面に目を向けていくことはとても大切です。明るい未来をさぐっていきましょう。

Q

正座を避けろとのことですが、無理を言わないでほしいです。格式高い場では避けられないと思います。和の心をないがしろにすることには反対です。

A

無理にとは言いません。ただ、世の中も変わってきています。

正座の正しさについて議論をするつもりはありません。ただ、非常に権威があるようで、意外と正座の歴史は浅いということが言いたかったのと、とにかく生物の摂理には反していることを伝えたかったまでです。

ただ、世の中における正座の立ち位置（おかしな言い回しになってしまいました）がずいぶん変わってきました。正座の慣習が生まれたのは江戸時代から明治にかけてのことだと言われています。その時代の人びとの寿命は50歳ほどでしたから、おそらく足が悪くなるころには寿命を迎えていたのではないかと思います。

たしかに、マナーとしては正座を推奨する傾向はあるかもしれません。ただし、長寿社会となった現在では、法事などに参加するときに足首や膝を痛めた状態の人も増えていますし、今後さらに増えていくと思います。

そのため、ネットなどで少し調べてみると、お寺のお坊さんが「正座するのが難しければ、持参した腰掛けに座ったり、あぐらをかいたりしてもかまわない」という旨を発信していることがあります。

それ以外にも、過去は和室で座ってしていたことが、どんどん椅子のある空間で行われるようになっています。たとえば、茶道、華道、書道といった芸道も、椅子に座ってできないかを模索する取り組みが活発化しているようです。

だいたい権威や格式についてきびしく言うのは長老と相場が決まっているのですが、そのような人たちでも膝が痛くて正座ができないという状況になるケースが増えているのです。

今後、日本において正座がどのようにあつかわれていくのか、注目していきたいと思っています。

Q

50代男性です。ウォーキングはつまらなそうなので、中学生時代にやっていたテニスをまた始めようと思いますが、いいですよね？

A

おすすめしません。やめておいたほうがいいと思います。

高校、大学でもやっていて、その後もときどき趣味でやっていた……ということならともかく、40年ぶりにやるというのは暴挙ではないでしょうか。逆に「昔はできた」というイメージに引っぱられて、無理をしてケガをするリスクが大きいです。つまらなそうとおっしゃいますが、ウォーキングができない人にテニスができるとは思えません。それと、やってみるとウォーキングはすごく楽しいですよ。

Q

足首テーピングやウォーキングで、関節疾患や転倒・骨折を抑えられるということは理解できました。でも、要介護の原因1位と2位の認知症や脳卒中とは無関係ではないですか？足が健康なだけではダメですよね？

A

ウォーキングの効果はあなどれません。足以外では目や耳を大切にしましょう。

ただ歩くだけでは効果が限定されるのではないか、と思うのも無理はありません。

ですが、じつはウォーキングの効果を調べた研究は多数あり、認知症や成人病を減らす効果が報告されているものもあります。

体重コントロールにより、成人病が予防できるのは納得ですが、ウォーキングと認知症の関連性は正直なところよくわかりません。しかし、多くの研究でウォーキングをしていると認知症になりにくいという結果が報告されています。

私の勝手なイメージですが、やはり外界は部屋の中に比べれば情報がいっぱいで、脳が受ける刺激も多くなり、活性化されるのだと思います。

認知症にとって、足とともに大切なのが目や耳です。老眼や難聴になると脳への刺激が減るとともに、他者とのコミュニケーションをする機会が失われ、認知症のリスクが高まることがわかっています。もしも不安を感じたら、眼科や耳鼻科を受診しましょう。

Q

運動が苦手で、長くつづけていく自信がまったくありません。どうすれば運動を継続できますか？

A

「運動」はやめて、どこかに移動して好きなことをしましょう。

嫌いなことをやるのはつらいですよね。では、もう運動はやめることにしましょう。運動ではなく、なにか楽しいこと、好きなことをしましょう。好物を食べるでも、コレクションアイテムを買うでも、動画をみるでも、なんでもいいです。

ですが、それをする場所を工夫して、徒歩による「移動」の要素を加えてみてほしいのです。やらされているわけではなく、「あくまでも好きなことを毎日しているだけのこと。ただ、ちょっと歩かなきゃいけない」。こう考えれば、つづけられるのではないでしょうか。

Q 足首テーピングを装着すると、逆に支える筋肉が弱くなってしまいませんか？

A 足首のゆるみがある場合、それはありません。

足首は、本来ぐらついていない関節です。ぐらついた状態で、運動をして筋肉をつけようとしても、ぐらつくことで神経だけでなく関節にもダメージが蓄積されていきます。

とはいえ、テーピングをして寝ていれば足首のゆるみが治るというわけでもありません。テーピングを装着した状態で、今まで以上に歩行や運動を行うようにしてください。

Q 親が坐骨神経痛で歩けなくなりそうです。ブロック注射は有効でしょうか。

A 治療効果は「けっこう期待できます」。

神経がダメージを受けると、その神経がつかさどっている周辺の筋肉も衰えてしまい、関節が動かせなくなるという悪循環が生じます。その悪循環を絶つ手段として、神経のすぐ近くに麻酔薬を注射するブロック注射は有効です。

麻酔薬というと、効き目が長つづきしないのではないか、と思われるかもしれませんが麻酔による一時的な猶予時間で悪循環を断ち切り、関節を動かすリハビリができるようになるなど、状況を大きく好転させる可能性があります。

最近は超音波（エコー）を用いて、より正確に注射を行う医師が増えてきました。整形外科だけでなく、ペインクリニックで行うこともあります。

実例①

60代女性

長年の股関節の痛みが改善し、薬の使用回数が激減しました！

私は長い間、両変形性股関節症に悩まされていました。年々、痛みが増してきたので、自分の足でいつまで歩けるのか不安を感じていました。あるとき、住み慣れたはずの自宅の室内で、カーペットの角につまずき、転んでしまいました。その際に右肘を捻挫したため、病院を受診しました。

先生にはケガをした肘を診てもらいましたが、同時に足首のゆるみも指摘されました。

足首サポーターを装着すると、足が上がるようになり、股関節の痛みまで軽くなりました。その結果、歩く際の不安がなくなり、疲れにくくなりました。サポーターは、就寝時以外なるべく装着するようにしています。それ以外にも、午前と午後で20分ずつ、テーピング効果を高めるための運動として、かんたんな体操やストレッチを行っています。

つまずくことが減り、歩くときの痛みも改善しました。今までは、股関節の痛みで鎮痛剤をよく使用していましたが、サポーターをつけはじめたことで強い痛みがなくなり、薬の使用回数が激減しました。足首の問題に気づかなかったら、また転んでいたかもしれませんし、あきらめかけていた股関節の痛みも改善したことで、先生にはとても感謝しています。

実例②

70代
女性

若いころのケガを克服して今も歩きつづけています

私は17歳のときに交通事故に遭い、右足など右側全体が不自由になりました。そのときは整骨院で歩けるようにしてもらい、マッサージや整体にもかなり通いました。その後、いちど自宅でビニール袋につまずき、右足首を骨折したことがありますが、今も歩きつづけています。

70代の今でも、毎朝6時ごろから、40分くらい、だいたい7000歩ほど歩いています。年齢とともに、体が硬くなるのを実感しているので家に帰ってからは、必ずストレッチをしています。

先生に勧められて、このウォーキングのときに足首テーピングを装着するようになりました。サポーターをつけると、足首周りが安定するので、不安が軽減されます。それに、長い距離を歩いたときに出る足首の疲れがぜんぜん違うのです。

足が軽くなって、腰や太ももの痛みや違和感が減った気がします。そういえば、登山のときにハイカットのトレッキングシューズを履くと歩きやすかったことを思い出しました。

70代になっても、足首を支えるテーピングによって、健康に歩きつづけることができています。これからも、自分で意識をしてストレッチを行い、足首のテーピングをして運動して、いつまでも元気に歩きつづけたいと思います。

実例③

70代 男性

足首のゆるみは、自覚するのが難しい。サポーターをしたら、片足立ちができるようになった！

日常的に運動やスポーツをする習慣はなく、捻挫などの大きなケガをした記憶はありません。

ですが、ある日突然、足首にうまく力が入らなくなり、それからよくつまずくようになったため、病院を受診しました。

最初の病院では、腰の検査と治療を行いましたが、残念ながら足首の力は戻りませんでした。

その後、先生の診察を受けた際に、足首にゆるみがあることがわかりました。不思議なもので、足首のゆるみは自分ではなかなか気づきにくいのですが、先生の手で揺すられると、左右差がはっきりと自覚できました。足首を固定するサポーターを着用すると、今までこんなにぐらついた足首で歩いていたのだなぁ、と気づきました。驚くほどの安定感が得られたので、日中はサポーターを着用して過ごしています。

サポーターをつけてしばらくすると、それまではできなかった片足立ちができるようになり、さらにその体勢でズボンがはけるようにまでなりました。

動きの悪かった足首が上下に動くようになったので、つまずきにくくなり、歩くことに対する自信も生まれました。

実例④

50代男性

膝痛・腰痛が軽減され、ゴルフやトレーニングでもプラスの効果が得られた！

私はふだん、ゴルフの練習を週に2回、80球程度行っています。月に1回程度のペースでコースを回っています。

また、月に2回程度、ジムでのトレーニングをしています。およそ2時間で、トレッドミル30分、自重トレーニング30分、ストレッチ30分、ウエイトトレーニング30分をやっています。

ゴルフ中などに捻挫や転倒まではしていませんが、なんどもつまずいていました。あるとき、膝が痛むようになったので、病院で検査をしましたが問題はありませんでした。それでも痛みがつづいたため、先生の外来を受診し、そこで足首のゆるみを指摘されました。サポーターをつけてみると、下肢が軽くなって、足を上げやすくなりました。

今は足首のサポーターを、寝るときと入浴するとき以外はずっと装着していて、そのおかげで、トレーニング中、ランニングのスピードが上がりました。また、ゴルフでの下肢の安定感が増しました。その結果、打球方向が安定しました。さらに、腰痛まで軽くなりました。

私自身、運動には長く関わってきましたが、足首を固定しただけで下肢が上がりやすくなり、腰痛が軽快するなどの反応が出るなんて、驚きを隠せません！

おわりに

最後までお読みいただき、ありがとうございました。あなたの求めていた答えは、この本にあったでしょうか。

医療に携わることの喜びは、患者さんが生活の質を改善させ、やりたいことができるようになることにあります。その究極の姿が、健康長寿にほかなりません。

「長生きなんてするもんじゃない」ではなくて、「長生きしてよかった」という人生であるためには、自分の足で歩くことがもっとも重要だと思い、本書を出版しました。

高齢になるにしたがい、生活のほんの少しのことが難しくなっていきます。アスリートたちは、神業のようなことをやってのけますが、老いていくと毎日の生活がスポーツそのものになっていきます。今は想像できなくても、将来の自分は「歩くことでさえ、難しいスポーツ」と感じるようになっていくのです。

本書が、未来の自分について考えるきっかけになれば幸いです。

２０２４年12月　萩原祐介

参考文献

"Idiopathic" Shoulder Pain and Dysfunction from Carpal Tunnel Syndrome and Cubital Tunnel Syndrome. Y.Hagiwara et al. Plastic and reconstructive surgery. Global open. 2022年

Low Back Pain Caused by Traction Peripheral Neuropathy Due to Chronic Ankle Instability: Three Clinical Cases. Y. Hagiwara et al. Cureus. 2024年

著者 萩原祐介（はぎわら ゆうすけ）

医学博士。東邦鎌谷病院医師（整形外科・手外科・末梢神経外科）。電気通信大学客員准教授。山梨医科大学（現山梨大学）医学部卒業、日本医科大学大学院修了。国内外で学会賞を受賞し、医師を対象としたセミナーを多く行う。全国各地から難治性疼痛の患者が受診し、遠方病院での手術も招かれ行う。的確な診断に基づく回復（神経ブロック）・防御（リハビリ）・攻撃（手術）を使い分ける治療で「末梢神経のパラディン（騎士）」と呼ばれる。著書に『しつこい坐骨神経痛　腰痛は足首テーピングでよくなる』『しつこい首・肩の痛み・コリは手首ほぐしでよくなる』（ともに小社刊）がある。

STAFF

編集・構成・DTP／造事務所
ブックデザイン／金井久幸（TwoThree）
イラスト／榎本タイキ
図版／原田弘和
校正／ディクション株式会社
執筆協力／菅野徹

本書の内容に関するお問い合わせは、お手紙かメール（jitsuyou@kawade.co.jp）にて承ります。恐縮ですが、お電話でのお問い合わせはご遠慮くださいますようお願いいたします。

専門医が本気で教える
いつまでも自分で歩ける100歳足のつくり方

2025年1月20日　初版印刷
2025年1月30日　初版発行

著　者　萩原祐介
発行者　小野寺優
発行所　株式会社河出書房新社
〒162-8544　東京都新宿区東五軒町2-13
電話　03-3404-1201（営業）　03-3404-8611（編集）
https://www.kawade.co.jp/

印刷・製本　三松堂株式会社

Printed in Japan
ISBN978-4-309-29462-9